谨以此书献你我的父母

感恩我的先辈们这脉相承

再献给地上每一个热爱生命

热爱中医的你

衡水岐軒堂中醫文化淵源

杜氏家谱

第 一 代	杜 宝（山西洪洞县令）	第 十 三 代	杜谦牧
第 二 代	杜德林	第 十 四 代	杜 倜
第 三 代	杜宗器（山西大同知府）	第 十 五 代	杜继先
第 四 代	杜 环	第 十 六 代	杜秉均
第 五 代	杜 刚	第 十 七 代	杜元鹏（京城名中医）
第 六 代	杜汝连	第 十 八 代	杜永祯 字少辰（名中医）
第 七 代	杜家备	第 十 九 代	杜丹溪（名中医）
第 八 代	杜守艾	第 二 十 代	杜厚斋（名中医）
第 九 代	杜存许	第二十一代	杜秀川 字子芬（名中医）
第 十 代	杜招徕	第二十二代	杜光沐 字金章（名中医）
第十一代	杜梦尧	第二十三代	杜凤雁
第十二代	杜挺秀	第二十四代	杜一平

中医世家传承

第一代	杜元鹏	第五代传人	杜秀川
第二代传人	杜永祯	第六代传人	杜光沐 侯少华
第三代传人	杜丹溪	第七代传人	杜凤雁
第四代传人	杜厚斋	第八代传人	韩毅 杜一平

衡水岐轩堂中医文化渊源

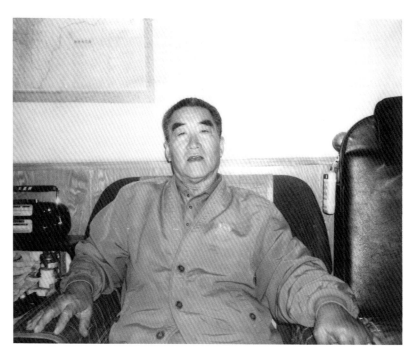

杜光沐（中医世家第六代传人）拍摄于2000年

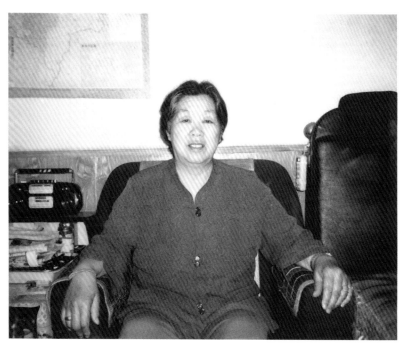

侯少华（中医世家第六代传人）拍摄于2000年

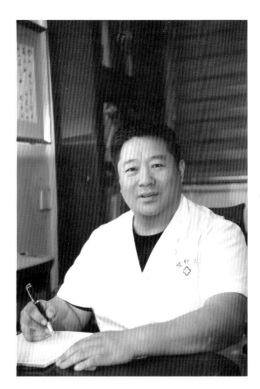

作者杜风雁（中医世家第七代传人）

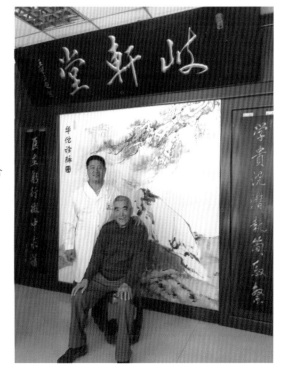

作者杜风雁与父亲杜光沐合影（拍摄于2020年）

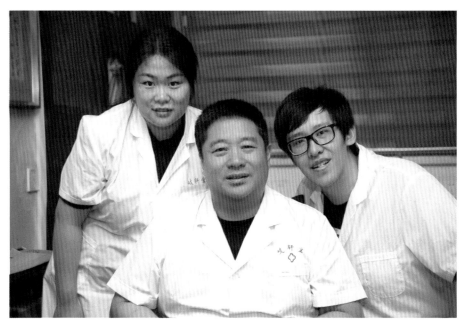

作者杜一平（中医世家第八代传人）、杜风雁（中医世家第七代传人）、韩毅（中医世家第八代传人）合影

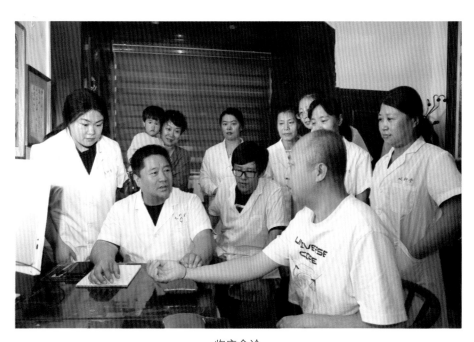

临床会诊

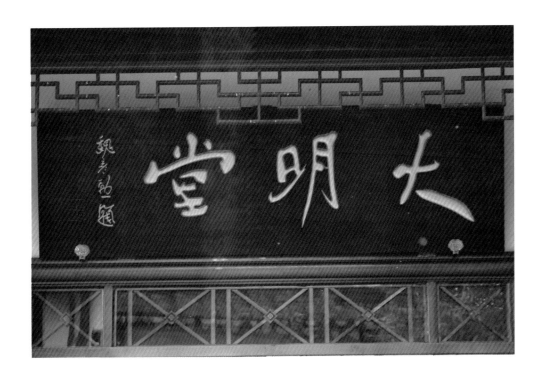

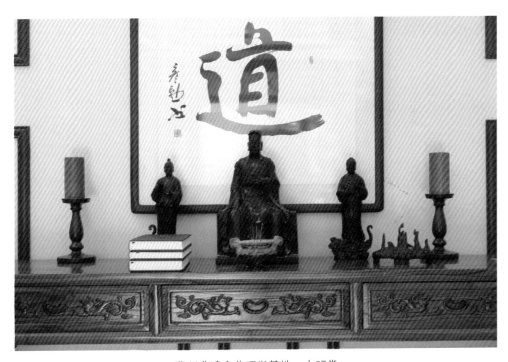

冀州非遗文化研学基地·大明堂

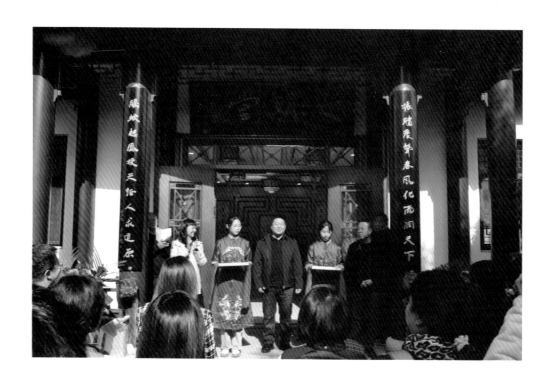

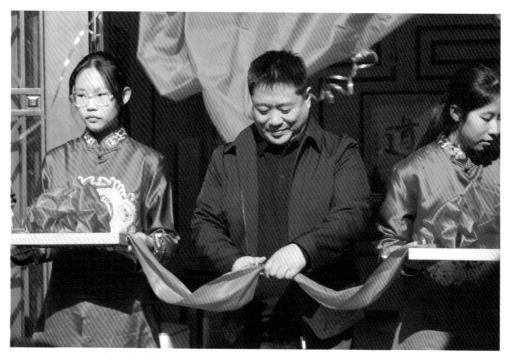

冀州非遗文化研学基地·大明堂·中医公益大讲堂剪彩仪式

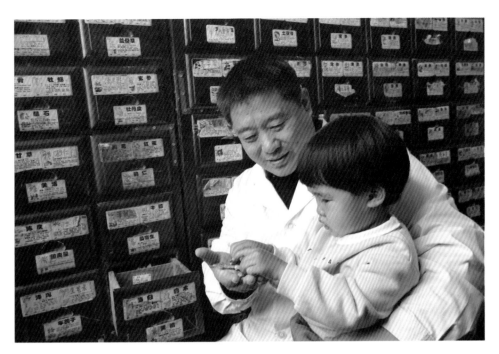

言传身教、耳濡目染

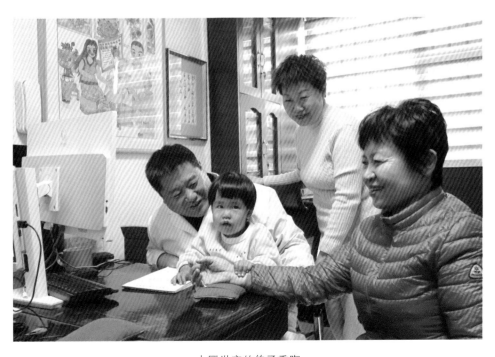

中医世家的传承熏陶

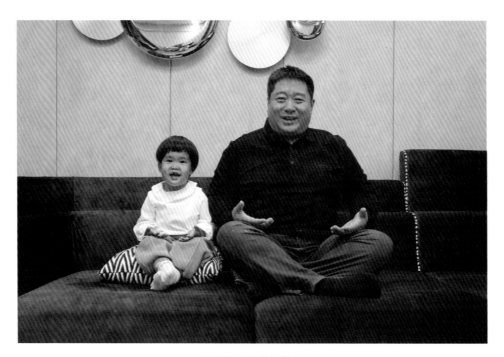

中医养生从娃娃做起

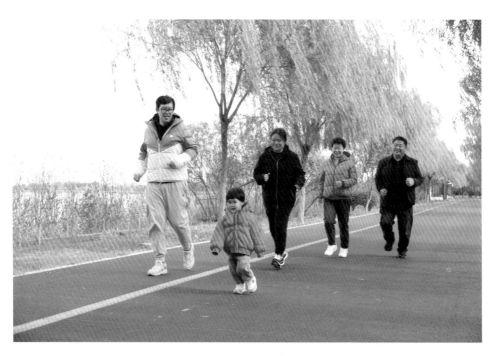

天地人和、道法自然

致力于中国人的教育改革与文化重建

立 品 图 书 · 自觉 · 觉他
www.tobebooks.net
出 品

杜风雁　杜一平　韩毅　著

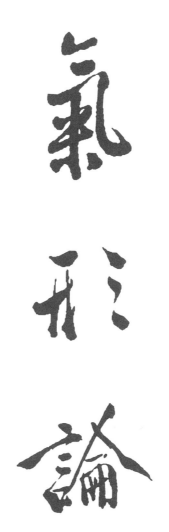

华龄出版社
HUALING PRESS

图书在版编目（CIP）数据

气形论 / 杜风雁，杜一平，韩毅著. -- 北京 : 华龄出版社，2023.11

ISBN 978-7-5169-2629-1

Ⅰ.①气… Ⅱ.①杜… ②杜… ③韩… Ⅲ.①气（中医） Ⅳ.①R223.1

中国国家版本馆 CIP 数据核字（2023）第 206857 号

| 策划编辑 | 青　元 | | 责任印制 | 李未圻 |
| 责任编辑 | 郑建军 | | 装帧设计 | 肖晋兴 |

书　　名	气形论		作　者	杜风雁　杜一平　韩　毅
出　　版	华龄出版社 HUALING PRESS			
发　　行				
社　　址	北京市东城区安定门外大街甲57号		邮　编	100011
发　　行	（010）58122255		传　真	（010）84049572
承　　印	水印书香（唐山）印刷有限公司			
版　　次	2023年11月第1版		印　次	2023年11月第1次印刷
规　　格	710mm×965mm		开　本	1/16
印　　张	18.25		字　数	150千字
书　　号	ISBN 978-7-5169-2629-1			
定　　价	68.00元			

序　论

中医博大精深，是人类文化瑰宝，上下传承几千年，凝聚了一代又一代人的智慧结晶。在无数辛勤耕耘的中医人毕生付出下，逐渐形成了这个庞大的中医体系。

中医必须要遵从经典，但是也一定要坚持创新，决不可故步自封，只有这样才会不断地进步。创新不是要盲目创新，绝对不能背离中医之本意，不能脱离中医的世界观——"气一元论"，既要遵循"气一元论"形而上之道法，又要落地于形而下的人体上，形而上、形而下道器融贯，才能彰显大道不虚。

临床诊治过程中，需要理法方药的完美结合。在气形融合的人体上，不仅需要对气的把控和调理，还需要对形的诊断和调整，二者缺一不可。

中医的健康标准是阴平阳秘，也就是气机多层次、多角度、动态的阴阳消长平衡，是混元和一的状态。在临床诊治中，无论我们从气入手，还是从形入手，最终的目的都是让人体的气机混元和一。

尽管气聚而成形、形散而为气，气、形为一体，但是为了把无形气机变化和有形之象阐释得更加明白清晰，本书还是对气、形的诊治进行了分述。但是气、形是不可分的，我们始终要以"气一元论"为指导原则。希望读者不要掉入局部表象中。只有树立中医的整体观，才不会被局部之表象迷惑，整体中有局部，局部中有整体的思维观成立，才会进入中医之门。

本书分为四个篇章：

第一章理法篇：对气、形、人体气形之合一、经脉循行与人体解剖部位对应进行了阐述。

第二章诊断篇：从辨气诊断法和辨形诊断法两方面进行了论述。其中辨气诊断法分为观象辨气之望面诊、指下辨气之脉诊、现代设备辨气之热成像断层扫描；辨形诊断法分为运动体位诊断、按诊。

第三章治疗篇：对中药法以及针法进行了分述。

第四章病例篇：对临床病例实录进行了详细的分析讲解。

大道至简，为了让广大读者更简单明了的读懂中医，在此书的编写过程中，尽可能多的应用了通俗易懂的白话语言。只有把复杂变成简单，才是真正的不简单。

　　　　　　　　　　　　　　　著者书于衡水岐轩堂中医门诊

　　　　　　　　　　　　　　　二〇二三年五月三十一日

目　录

第二章　诊断篇

第三章　治疗篇

三、针法　　　　　　　　　　　154

第一章　理法篇

一、气

中医的传统世界观——"气一元论"

"气一元论"认为气是存在于宇宙中运行不息且无形可见的最精微物质，是构成宇宙万物的本原或本体。宇宙万物皆由气构成。它充塞于宇宙万物之间，使万物相互渗透、联系、感应而构成了一个整体。气自身的运动变化，推动着宇宙万物的发生发展与变化。

人体生命是宇宙中的一分子，当然也是由气而构成。

气机

气机就是气的运动形式。

气的运动形式主要有升降出入、聚散交合。

宇宙无形无界，没有方向，气的运动规律就用聚散来形容，宇宙气的运动规律实际上就是"聚""散"两种形式。

当在有形有象、有方向、有界线的空间方位描述气的运动规律时，就用升降出入来描述，在人体上描述气机的运动规律就是升降出入，升降出入也是聚散。

交合是最难理解的，有气的聚散就会有交合，有气的升降出入就会有交合。当气的聚散交合相对平衡，升降出入处于相对平衡，达到气的混元和一状态，才能化生能量，只有化生出能量才能维持宇宙世界的生生不息，所以交合才是气的聚散、升降出入的最终目的。

气的聚散、升降出入是为交合创造条件，是过程，交合化生能量是结果。当然了，在条件成熟的状态下，气的聚散、升降出入、交合是同时发生、同时存在的。

气化

气化是指气的运动产生变化的过程。

气化离不开气的升降出入、聚散交合。气聚而成形，形散而为气。形和气、气和形是可以相互转化的。

二、形

宇宙万物皆由气构成，气聚到一定程度就变成了有形，形散到一定程度也就又化为气。人体也是由气聚而成，人体气机在正常状态下升降出入、聚散交合、化生能量，维持生命的生生不息。

当身体某处、某个层面或某条线、某个点出现气机运行失衡的状态，这个地方就会出现相应的病理状况，病情轻重与气机失衡程度成正比。

气机瘀滞慢慢就会产生形的变化，如有形之痰湿、瘀血以及肿块、癥瘕积聚、筋膜粘连挛缩引起的经络淤堵等都是病理的形气变化，它们会影响身体某个层面的气机升降出入、聚散交合，身体就不能达到阴平阳秘、混元和一的状态。

一个地方的气机运转出现矛盾，就会继发更多矛盾的发生，所以需要先找到主要矛盾并解决，然后再解决次要矛盾。

中医辨证用的是阴阳法则，阴阳不是具体的东西，只是一个法则，一个原理，一个比喻事物的方法而已。

中医的八纲辨证也是用的阴阳法则。人身无处不阴阳，有能量聚的多的实处，就会有能量相对少的虚处，这就是中医所讲的虚实；人体气机分布有内外层次之分，也就是表里之分；人体的寒热判定也是用的气机阴阳之法。中医的阴阳、表里、寒热、虚实八纲辨证实际上主要就是人体辨别气机的阴阳失衡状态，在辨证过程中，气和形的关系非常重要，所以对人体上形的病理变化的把控也尤为重要。

三、人体之气形合一

人体是宇宙的一分子，也要遵循宇宙气机的运动规律，人体的气机运动方式无非也是升降出入、聚散交合，以上下而言就是升降，以内外而言就是出入、聚散。

古人为了能更清晰地描述这些无形的气机在人体的分布运行规律，虚拟的构建了脏腑、经络、穴位等象模型。

中医所说的脏腑是无形之脏腑，和西医人体解剖所说的有形之脏腑不相同。尽管有形之脏腑与无形之脏腑不尽相同，但都和气脱离不了关系，有形之脏腑也是由气聚成形。

经络内络脏腑，外络肢节，沟通上下，联系内外，把有形之脏腑、肌肉、筋膜、韧带、骨骼、皮肤、血管、神经、组织细胞等以一气贯穿。所以中医阐述的无形脏腑功能很大程度上与有形脏腑功能相通相似，但是因为中医是以"气一元论"为世界观，而西医是以解剖胚胎，组织细胞学为理论根基，二者很难以同一理法去贯通。

如何能让无形之气与有形之人体结构去融合，就需要找出一个相通之法，经络的象模型构建，实际已经很好地完成了这个任务。

经络就是指人体内气机运行通路的主干和分支，包括经脉和络脉两部分，其中纵行的干线称为经脉。由经脉分出网络全身各个部位的分支称为络脉。

经络主要包括：十二经脉、十二经别、奇经八脉、十五络脉、十二经筋、十二皮部等。其中属于经脉方面的，以十二经脉为主；属于络脉方面的，以十五络脉为主。人体内络脉的分支，纵横交错，网络周身，无处不至。包括别络、浮络、孙络三类。

经络纵横交贯，遍布全身，将人体上下、内外、脏腑、肢节连成了一个有机的整体。

穴位也叫腧穴，主要指人体经络线上特殊的点区部位，是经络之气输注于体表的部位。腧穴并不是孤立于体表的点，而是与深部组织器官有着密切联系、是气机疏通的特殊部位。但是有很多穴位并不一定在经络上，有一种说法叫："人身无处不穴位"，实际是指气机无处不在。一些阿是穴反应的就是气机瘀滞，病变所在部位。在气与形的融合调理过程中，穴位是非常重要不可或缺的，它可以让我们从人体的点、线、面、体上对气机进行精准调理。

四、人体经脉循行与解剖部位对应

关于人体经脉循行，《黄帝内经·灵枢·经脉》已经做了非常详细的论述，那我们就根据这篇中医经脉的奠基之作，对人体经脉循行部位与人体解剖部位做一个详细的对应，这样能更清晰了解人体气形的关系，以便于更精准地对气形进行调理。

（一）手太阴肺经

1.《黄帝内经·灵枢·经脉》原文

肺手太阴之脉，起于中焦，下络大肠，还循胃口，上膈属肺。从肺系，横出腋下，下循臑内行少阴、心主之前，下肘中，内上骨下廉，入寸口，上鱼，循鱼际，出大指之端。

其支者：从腕后，直出次指内廉，出其端。

2.手太阴肺经循行路线与人体解剖部位对应

（1）体内循行路线：手太阴肺经，起于脾胃腹膜，络大肠，向上循着胃的上口，过横膈裂孔，联肺与纵隔间胸膜，在呼吸道的胸膜横行腋下出体表。

（2）体表循行路线：上臂部行于肱二头肌桡侧与肱肌、喙肱肌之间，下行肘中；前臂部沿肱桡肌与桡侧腕屈肌之间至腕后，手掌部到大指桡侧。其支脉：从腕后分出到食指桡侧。

（二）手阳明大肠经

1.《黄帝内经·灵枢·经脉》原文

大肠手阳明之脉，起于大指次指之端，循指上廉，出合谷两骨之间，上入两筋之中，循臂上廉，入肘外廉，上臑外前廉，上肩，出髃骨之前廉，上出于柱骨之会上，下入缺盆，络肺，下膈，属大肠。

其支者：从缺盆上颈，贯颊，入下齿中；还出夹口，交人中。左之右，右之左，上夹鼻孔。

2.手阳明大肠经循行路线与人体解剖部位对应

（1）体表循行路线：手阳明大肠经，手掌部起于食指桡侧，第

一、第二掌骨间，上到拇长伸肌腱和拇短伸肌腱之间，前臂部循肱桡肌与桡侧腕长、短伸肌之间入肱骨外上髁桡侧；上臂部肱肌、喙肱肌与肱三头肌外侧头间上行到肩部三角肌，与颈椎部位大椎，向前入锁骨上窝，进入体内。

（2）体内循行路线：络肺胸膜，穿膈肌，下联属大肠腹膜。

（3）支脉体表循行路线：头颈部从锁骨上窝出，入颊肌，入下牙床，绕口，入人中，止于鼻唇沟。

（三）足阳明胃经

1.《黄帝内经·灵枢·经脉》原文

胃足阳明之脉，起于鼻，交中，旁约太阳之脉，下循鼻外，入上齿中，还出夹口，环唇，下交承浆，却循颐后下廉，出大迎，循颊车，上耳前，过客主人，循发际，至额颅。

其支者：从大迎前，下人迎，循喉咙，入缺盆，下膈，属胃，络脾。

其支者：从缺盆下乳内廉，下夹脐，入气街中。

其支者：起于胃口，下循腹里，下至气街中而合。以下髀关，抵伏兔，下膝膑中，下循胫外廉，下足跗，入中指内间。

其支者：下膝三寸而别，下入中指外间。

其支者：别跗上，入大指间，出其端。

2.足阳明胃经循行路线与人体解剖部位对应

（1）头面部体表循行路线：足阳明胃经起于鼻旁，在鼻根部向下入上牙床。口内绕一周，在唇下向至咬肌前缘，从下颌关节行于颞肌后缘，至帽状腱膜。

（2）头面部分肢体表循行路线：从咬肌前缘向下沿胸锁乳突肌前缘，入锁骨上窝进入体腔内。

（3）体内循行路线：沿食管两侧的胸膜，向下穿膈肌裂孔入胃部腹膜，络脾胰部位的腹膜。腹腔内从胃下口出，腹股沟处。

（4）躯干部体表循行路线：在胸大肌与锁骨下肌之间向胸大肌与肋间肌间循行，下行于腹直肌鞘与腹横肌筋膜之间，在腹股沟处行于下肢体表。

（5）下肢体表循行路线：大腿部行于股直肌与股外侧肌之间至膝外侧；小腿部行于胫骨前肌与趾长伸肌之间至踝部；足部沿骨间肌行至第二脚趾外侧。

（6）下肢支脉体表循行路线：

①从膝下沿趾长伸肌外侧下行至第三脚趾外侧；

②从脚背分出沿第一、第二跖骨之间，到大趾外侧。

（四）足太阴脾经

1.《黄帝内经·灵枢·经脉》原文

脾足太阴之脉，起于大指之端，循指内侧白肉际，过核骨后，上内踝前廉，上踹内，循胫骨后，交出厥阴之前，上膝股内前廉，入腹，属脾，络胃，上膈，夹咽，连舌本，散舌下。

其支者：复从胃，别上膈，注心中（脾之大络，名曰大包，出渊腋下三寸，布胸胁）。

2.足太阴脾经循行路线与人体解剖部位对应

（1）体表循行路线：足部起于足大趾内侧，沿第一跖骨与足底内侧肌群，至内踝前下。小腿部向上行于胫骨后肌与趾长屈肌之间至膝关节髌韧带与外侧副韧带之间。大腿部上行于股直肌与股内侧肌之间，至腹股沟处进入体内。

（2）体腔循行路线：进入体内，连属脾胰胃部腹膜，向上穿过膈肌食管裂孔达舌根，分布于舌下的黏膜。

（3）腹腔内支脉循行路线：从胃部出，向上穿过膈肌，进入心包。

（4）胸腹部体表循行路线：循行于腹内外斜肌和腹横肌之间和胸部前锯肌与肋间肌之间，至第二肋间隙向腋下，络于大包。

（五）手少阴心经

1.《黄帝内经·灵枢·经脉》原文

心手少阴之脉，起于心中，出属心系，下膈，络小肠。

其支者：从心系，上夹咽，系目系。

其支者：复从心系，却上肺，下出腋下，下循臑内后廉，行太阴、心主之后，下肘内，循臂内后廉，抵掌后锐骨之端，入掌内后廉，循小指之内，出其端。

2.手少阴心经循行路线与人体解剖部位对应

（1）体内循行路线：起于心内膜，向下穿膈肌裂孔，络小肠周围的腹膜。体腔内支脉：从心脏沿食管两侧进入颅腔，连接眼球后部。体腔内直行主干：从心脏返至肺部胸膜，沿腋下横行出于体表。

（2）体表循行路线：上臂部从胸大肌与肱二头肌短头之间，向下沿肱二头肌内侧缘与肱肌之间下行肘关节内侧；前臂部沿尺侧腕屈肌与掌长肌、指浅屈肌之间至腕部豌豆骨内侧，手部沿第五掌骨桡侧与小鱼际肌桡侧至小指桡侧。

（六）手太阳小肠经

1.《黄帝内经·灵枢·经脉》原文

小肠手太阳之脉，起于小指之端，循手外侧上腕，出踝中，直上循臂骨下廉，出肘内侧两骨之间，上循臑外后廉，出肩解，绕肩胛，交肩上，入缺盆，络心，循咽下膈，抵胃，属小肠。

其支者：从缺盆循颈，上颊，至目锐眦，却入耳中。

其支者：别颊上，抵鼻，至目内眦（斜络于颧）。

2.手太阳小肠经循行路线与人体解剖部位对应

（1）体表循行路线：手部起于小指尺侧，沿第五指骨尺侧缘与小鱼际肌内侧缘之间至腕部三角骨；前臂部沿尺侧腕屈肌与尺侧腕伸肌之间上行至尺骨上端绕行至尺骨鹰嘴与肱骨内侧髁之间。

（2）体内循行路线：从锁骨上窝入胸腔，向下穿膈肌食管裂孔进入腹腔，到达胃部小肠腹膜。

（4）体表支脉循行路线：第一支沿胸锁乳突肌后缘咬肌前缘至

眼外角，进入耳；第二支从面颊部出上行至眼眶下，到达鼻根部向上至眼内角。

（七）足太阳膀胱经

1.《黄帝内经·灵枢·经脉》原文

膀胱足太阳之脉，起于目内眦，上额，交巅。

其支者：从巅至耳上角。

其支者：从巅入络脑，还出别下项，循肩髆内，夹脊抵腰中，入循膂，络肾，属膀胱。

其支者：从腰中，下夹脊，贯臀，入腘中。

其支者：从髆内左右别下贯胛，夹脊内，过髀枢，循髀外后廉下合腘中，以下贯踹内，出外踝之后，循京骨至小指外侧。

2.足太阳膀胱经循行路线与人体解剖部位对应

（1）头面部体表循行路线：起于内眼角沿额肌内侧缘，与督脉交于头顶。头部分支：从头顶向两侧行至耳上。

（2）躯干部体表循行路线：进入颅腔络脑，返后项部，沿斜方肌外侧边缘和竖脊肌第二列最长肌与髂肋肌之间到达腰部进入体内。

（3）体内循行路线：从腰肌入腹腔络肾，向前联膀胱。

（4）腰部支脉体表循行路线：从竖脊肌最长肌与髂肋肌之间向下到臀部，向下行于大腿后侧到达腘窝。

（5）肩颈部支脉体表循行路线第二侧线：躯干从肩胛骨内侧缘向下，沿着髂肋肌外缘与后锯肌之间向下至腰部，沿臀大肌与臀中肌、臀小肌下行，大腿部沿股二头肌外侧缘与髂胫束之间下行至腘窝外侧，与第一侧线合于委中，小腿部行于腓肠肌两肌腹间，行于腓肠肌外侧肌腹前缘与比目鱼肌之间，而后行于跟腱与腓骨长短肌肌腱之间，足部沿跟骨下缘，第五脚趾外侧。

（八）足少阴肾经

1.《黄帝内经·灵枢·经脉》原文

肾足少阴之脉，起于小指之下，邪走足心，出于然骨之下，循内踝之后，别入跟中，以上踹内，出腘内廉，上股内后廉，贯脊属肾，络膀胱。

其支者：从肾上贯肝、膈，入肺中，循喉咙，夹舌本。

其支者：从肺出，络心，注胸中。

2.足少阴肾经循行路线与人体解剖部位对应

（1）体表循行路线：足部起于小趾下方，行至足心，上行于内踝与跟腱之间，小腿部沿着比目鱼肌与腓肠肌内侧肌腹前缘之间，行于腘窝半膜肌与半腱肌肌腱之间，大腿部行于半膜肌与半腱肌之间，沿尾骨进入体内。

（2）体内循行路线：沿脊椎前缘入体内，到达肾腹膜，络膀胱腹膜。直行的主干：从肾部分出向上穿过肝，上行于肺部的胸膜，沿喉咙两侧，上行于舌根两侧。体内支脉：从肺部分出，到达心部，进入胸膜腔。

（九）手厥阴心包经

1.《黄帝内经·灵枢·经脉》原文

心主手厥阴心包络之脉，起于胸中，出属心包络，下膈，历络三焦。

其支者：循胸出胁，下腋三寸，上抵腋下，循臑内，行太阴、少阴之间，入肘中，下臂，行两筋之间，入掌中，循中指，出其端。

其支者：别掌中，循小指次指出其端。

2.手厥阴心包经循行路线与人体解剖部位对应

（1）体内循行路线：起于胸膜腔，向下穿膈肌裂孔，胸腹腔。体腔内支脉：从胸腔横行出于体表。

（2）体表循行路线：上臂部上行腋窝，沿着肱二头肌下行，进入肘关节肱二头肌腱尺侧凹陷，前臂部行于掌长肌和桡侧腕屈肌之间，手部行于大小鱼际间，沿第二、第三掌骨之间上行至中指末端。体表支脉：从掌心处分出沿第四、第五指骨之间至无名指尺侧。

（十）手少阳三焦经

1.《黄帝内经·灵枢·经脉》原文

三焦手少阳之脉，起于小指次指之端，上出两指之间，循手表腕，出臂外两骨之间，上贯肘，循臑外上肩，而交出足少阳之后，入缺盆，布膻中，散络心包，下膈，循属三焦。

其支者：从膻中，上出缺盆，上项，系耳后，直上出耳上角，以屈下颊至。

其支者：从耳后入耳中，出走耳前，过客主人，前交颊，至目锐眦。

2. 手少阳三焦经循行路线与人体解剖部位对应

（1）体表循行路线：手部起于无名指尺侧，向上沿第四、第五掌骨之间，行至腕部指伸肌与小指伸肌之间；前臂部沿尺骨和桡骨之间行于指伸肌与尺侧腕伸肌之间，上行至肘关节尺骨鹰嘴与肱骨外上髁之间，上臂部行于肱三头肌外侧头与长头之间，与颈椎大椎处交会后行于锁骨上窝进入体内。

（2）体内循行路线：进入胸散布于络心包，向下穿膈肌裂孔，分别到达胸腹腔。体内支脉：从心包，向上出锁骨上窝，行于头颈部体表。

（3）头项部体表循行：从锁骨上窝向上行于胸锁乳突肌后缘，至耳后部行于下颌角与胸锁乳突肌之间，沿颞骨乳突前方与耳后肌之间绕行至耳尖上方，向下经耳前至面颊，最后到达眼眶下方。耳部支脉：向前进入耳中，从耳前穿出行于下颌关节间隙至眼外角。

（十一）足少阳胆经

1.《黄帝内经·灵枢·经脉》原文

胆足少阳之脉，起于目锐眦，上抵头角，下耳后，循颈，行手少阳之前，至肩上，却交出手少阳之后，入缺盆。

其支者：从耳后入耳中，出走耳前，至目锐眦后。

其支者：别锐眦，下大迎，合于手少阳，抵于，下加颊车，下颈，合缺盆，以下胸中，贯膈，络肝，属胆，循胁里，出气街，绕毛际，横入髀厌中。

其支者：从缺盆下腋，循胸，过季胁，下合髀厌中。以下循髀阳，出膝外廉，下外辅骨之前，直下抵绝骨之端，下出外踝之前，循足跗上，入小指次指之间。

其支者：别跗上，入大指之间，循大指歧骨内，出其端，还贯爪甲，出三毛。

2.足少阳胆经循行路线与人体解剖部位对应

（1）头项部体表循行路线：起于眼外角，沿额肌与颞肌之间上行于头维，向下行颞肌后缘至耳上行耳后乳突肌后缘，行胸锁乳突肌与斜方肌之间，至肩部，交会颈椎大椎，入锁骨上窝。耳部支脉：入耳中，从耳前穿出至眼外角后方。面部支脉：从外眼角分出，向下穿颧弓沿咬肌前缘至眼眶下方，向下经咬肌高处下行于锁骨上窝，进入体内。

（2）体内循行路线：沿胸膜腔穿过膈肌裂孔络肝胆，然后出于腹股沟处，环绕外生殖器，横行到达阔筋膜张肌及股外侧肌之间。

（3）躯干部体表循行路线：从锁骨上窝斜下抵腋下，沿胸大肌外侧到达肋弓下缘，然后达大腿外侧。

（5）下肢部体表循行路线：大腿部行于股外侧肌与髂胫束之间，至膝关节外侧，小腿部行于腓骨长短肌与趾长伸肌之间，到达踝关节前第四趾外侧。足部支脉：从脚背部分出，沿第一、第二跖骨之间到大趾外。

（十二）足厥阴肝经

1.《黄帝内经·灵枢·经脉》原文

肝足厥阴之脉，起于大指丛毛之际，上循足跗上廉，去内踝一寸，脚踝八寸，交出太阴之上腘内廉，循股阴，入毛中，环阴器，抵小腹，夹胃，属肝，络胆，上贯膈，布胁肋，循喉咙之后，上入颃颡，连目系，上出额，与督脉会于巅。

其支者：从目系下颊里，环唇内。

其支者：复从肝别贯膈，上注肺。

2.足厥阴肝经循行路线与人体解剖部位对应

（1）体表循行路线：足部起于足大趾短毛处，向上行于第一、二跖骨之间，上行于内侧楔骨与中间楔骨之间，至踝部足舟骨结节与胫骨前肌肌腱之间，小腿部于内踝上斜上胫骨后，行于趾长屈肌与比目鱼肌之间，至膝关节内侧半膜肌腱前缘，大腿部行于股内侧肌与内收肌之间至阴毛处，环绕外生殖器，从腹股沟缝隙处进入体内。

（2）体内循行路线：沿着胃部两侧腹膜到达肝胆处的腹膜，络肝胆，向上穿膈肌裂孔循咽喉两侧胸膜上行进入颅腔，沿上眼眶出于额骨上行与督脉会于颠顶部。眼部支脉：沿下眼眶缝隙进入面颊内，沿口唇内侧环形。体腔内支脉：从肝部分出，向上穿膈肌裂孔进入肺脏。

（十三）任脉

1.《黄帝内经·灵枢·经脉》原文

《黄帝内经·素问·骨空论》曰：任脉者，起于中极之下，以上毛际，循腹里，上关元，至咽喉，上颐，循面入目。

2.任脉循行路线与人体解剖部位对应

起于小腹内，从小腹下行于会阴部位，再向上行于阴毛、小腹、上腹部正中的腹白线与壁腹膜内，向上至胸部浅筋膜与胸骨骨膜，至咽喉与浅筋膜之间，上行环绕口唇与牙床之间，继续上行沿面颊浅筋膜至目下。

（十四）督脉

1.《黄帝内经·灵枢·经脉》原文

（1）《黄帝内经·素问·骨空论》曰：督脉者，起于少腹，以下骨中央，女子入廷孔，其孔溺孔之端也。其络循阴器，合篡间，绕篡后，别绕臀至少阴，与巨阳中络者合。合少阴上股内后廉，贯脊属肾。与太阳起于目内眦，上额交巅上，入络脑，还出别下项，循肩膊内，侠脊抵腰中，入循膂络肾。其男子循茎下至篡，与女子等。其少腹直上者，贯脐中央，上贯心，入喉，上颐，环唇，上系两目之下中央。

（2）《黄帝内经·灵枢·经脉》曰：督脉之别，名曰长强，夹脊上项，散头上，下当肩胛左右，别走太阳，入贯膂。实则脊强，虚则头重，高摇之，夹脊之有过者，取之所别也。

2.督脉循行路线与人体解剖部位对应

起于小腹内，向下出会阴，向后向上在腰背部沿脊柱的各层组织上行经项部项韧带、斜方肌、头夹肌上行头部，沿头部帽状腱膜、两侧头半棘肌及顶骨之间进入颅腔，联络脑，再沿头部正中线，上至巅顶；沿头部帽状腱膜及两侧额肌，下行鼻柱至鼻尖；过人中沟，至上齿正中的齿龈。

督脉的分支：第一支，与冲、任二脉同起于胞中，出于会阴部，在尾骨贯脊，属肾。第二支，从小腹直上脐，向上贯心，至咽喉与冲、任二脉相会合，到下颌部，环绕口唇，至两目下中央。第三支，与足太阳膀胱经同起于眼内角，上行至前额，于颠顶交会，进入颅腔联络于脑，再出颅腔下项，沿肩胛骨内脊柱两旁膀胱经路线到达腰部，进入脊柱两侧的肌肉，与肾脏相联络。

第二章　诊断篇

一、概述

"整体观念，辨证论治"是中医学理论体系最重要的两大基本特色，在"气一元论"的整体观下，先要进行辨证才能进行论治，也就是先要进行诊断才能治疗。中医的诊断从气和形两方面入手会更全面，更便于对气、形的调整治疗，本篇从辨气诊断和辨形诊断两方面入手进行阐释。

我国现存最早的中医理论著作《黄帝内经》中对望诊、闻诊、问诊、切诊四诊有诸多论述。

《黄帝内经》中望诊包括观神色、察形态、辨舌苔，在《灵枢·五色》《灵枢·五阅五使》《灵枢·五色》《素问·热论》《素问·刺热论》均有记载。从望诊中已经很明确了气和形的诊断。

《黄帝内经》中切诊包括切脉与切肤，即脉诊和按诊。

《黄帝内经》对切脉讲得很详细，诊脉的方法讲述了"三部九候法"和"人迎寸口脉法"。"三部九候法"即分头、手、足三部，每部分天、地、人三候共九候，对人体气机进行诊断。"人迎寸口脉法"是对人迎和寸口两处之脉，进行互相比较，对人体气机平衡状态加以判定。《黄帝内经》对脉中对胃气还做了论述："有胃气则生，无胃气则死"。《黄帝内经》对脉象的形容也做了很多描述，如：浮、沉、迟、数、虚、实、滑、涩、长、短、弦、细、微、濡、软、弱、散、缓、牢、洪、伏、芤、革、促、结、代、大、小、盛、疾、搏、钩、毛、石等。

《黄帝内经》中对切诊中的按诊也有明确讲述，如"按而循之""按而弹之"等都是按诊方法。《黄帝内经》中讲的切肤就是按诊，肤指的是全身肌肤，其中论述最详细的是切尺肤。

综上所述，对气、形的诊断，早在《黄帝内经》中就已有了明确记载。

汉代医圣张仲景在《伤寒杂病论》不仅对脉诊有详细讲解，对按诊的论述也很多，尤其是胸腹部的按诊，也是气、形诊断和治疗疾病的重要依据。

下面还要强调一下切脉和切诊的区别。

春秋战国时期名医扁鹊在总结前人经验的基础上，提出了"望色、听声、写影及切脉"诊断法，《难经·六十一难》中论述了"望、闻、问、切脉"，其中对切脉是这样论述的："难曰：经言望而知之谓之神，闻而知之谓之圣，问而知之谓之工，切脉而知之谓之巧。何谓也？然：望而知之者，望见其五色，以知其病。闻而知之者，闻其五音，以别其病。问而知之者，问其所欲五味，以知其病所起所在也。切脉而知之者，诊其寸口，视其虚实，以知其病，病在何脏腑也。经言以外知之曰圣，以内知之曰神，此之谓也"。这里对切脉讲得很明确，切脉是脉诊的别称，并不能包含中医四诊中的切诊，切诊更全面，包括脉诊和按诊，脉诊是按脉搏，以诊察脉中气机的变化；按诊是在患者身躯形体上一定的部位进行触、摸、按压，叩击以了解疾病的内在变化或体表反应，从而获得辩证资料的一种诊断方法。

后世医家对切诊中脉诊论述众多，而忽略了切诊中的按诊，忽视了触摸查体的重要性，这样就会遗漏大量的诊察信息，治疗效果差之千里。

为了对气和形的诊断更加明确，本书将诊断法分为了辨气诊断法和辨形诊断法。

在"气一元论"指导下，辨气诊断法也是辨别有形之法，辨形诊断法也是辨别气机之法。如辨气诊断之望面诊观象察气、以气度形、气色合参是在气中辨形；指下辨气之脉诊中把控气机升降出入、聚散交合的同时也在辨别有形之痰湿、瘀血、积聚、淤堵等。

辨形诊断之运动体位诊断与按诊也在根据肢体功能活动、皮肤温、热、寒、凉、松紧、僵硬等体表之象分析辨别人体气机变化。

总之人体气和形根本就没有分开过，辨气诊断法和辨形诊断法也只是在诊断时，从气和形的不同角度入手来区分而已。

二、辨气诊断法

（一）观象辨气之望面诊

望面诊，先观整体，再观局部，整体局部为一，要做到整体中有局部，局部中有整体的一元观，观象察气，先观部位，再观气色，气色本为一体，色为显象之形。

气聚而成形，形散而为气，气形本为一，可分之论述，再融汇为一辩证。以下论述观诊的要点，主要是用有形之色，辨别气机的升降出入、交合聚散分布规律。

有其形必有其象，有其象必有其气，有其气必有其形，气、形、象本为一体。无论是观象察气，还是观形察气，还是观气察象，观气察形实际上都是一体。无非是从不同角度入手，观察其独特异常的地方，找出主要矛盾和次要矛盾，分次第处理。从局部到整体，从整体到局部，浑然为一，这才是中医整体观念，辨证论治的真正体现。

望面诊以部位脏腑为体，以气色诊法为用。先看部位，后看气色，可分别观察，再互证互参。

望面诊先要有健康平人面色标准，有了平人面色标准，才能知道什么是不健康的病色。

那平人面色是什么呢？平人面色为不深不浅、不清不浊、不浓不淡、不滞不散、不泽不枯，明润光泽。

更重要的是辨别面部气机整体平衡与否，要用相互比较的方法，对面部的上下、左右、内外、前后进行相互比较，这样就对人体气机整体的升降出入有了判定。

望面诊需要定静、气息均匀、情志平和、面部勿擦粉饰、勿饮酒、勿过饥过饱、勿行走过寒过热。

望面诊，必须要把面部整体部位与人体的全息对应搞清楚，再把宇宙和人体以及面部的气机运行规律的关系搞明白。只有这样才可以中医气的整体观去辨证论治。

根据全息对应的自然法则，整个面部是一个独立的整体，面上部对应人体的上部，面下部对应人体的下部；面左部对应人体的左部，面右部对应人体的右部；面的前面对应人的浅层，面的后方对应人的深层，面两侧对应人体的外面，面中央对应人体里面。

无形宇宙的气机运行规律是双向的聚散交合运动。

在有形的世界上因为有了上下的方向，气机的运行规律就描述为升降出入，地气上升，天气下降，天地交媾化生万物。

人体是宇宙世界一分子，同样是由气聚而成。人体的气机运行规律也同样是升降出入、聚散交合。以上下言之为升降，以内外言之为出入，以混元整体而论为聚散。气机升降出入、聚散平衡则化生能量，人体生存需要的就是能量。

人体面部气机运行规律同样遵循宇宙及人体气机的运行规律，也就是升降出入、聚散交合。知微而见著，观一叶而知天下秋，望面诊气色变化，以及升降出入、聚散交合的规律就能把人体的整体气机变化完整体现出来。

看气色，主要看深浅、清浊、浓淡、虚实、滞散、泽枯。此为辨别色之气，以后分述的五色观察是辨别气之色，气者色之散、色者气之聚，只是从不同的角度入手，最终目的是一样的。

气色在皮肤浅层的是浮位，病在表；隐藏在皮肤深层的是沉位，病在里。从表向里发展，说明病由浅入深，邪气向里散集，病情在加重，这是腑邪入脏。从里向外发展，说明病由深向浅，邪气在向外开散，病情向好的方向转归，这是脏邪还腑。脏病深重，腑病轻浅。

气色清明者，舒缓和合为佳，气色浊暗者为不佳。清明者为佳，浊暗者为不佳。气色由清向浊，病由浅入深，由轻转重；由浊向清，病由深向浅，由重转轻。

气色过淡者为正气虚，色深浓者为邪气盛。由淡向浓的，由正气虚转为邪气盛；由浓向淡的，由邪气盛转为正气虚。

气色散的为色开，壅滞的为色闭。散的为病欲解，滞的为病久慢慢聚集。先滞后散的，病虽然时间久了，但在向减轻的方向发展；先散后滞的，病虽近，但在向加重的方向发展。

气色润泽是生气，枯槁为死气。由枯向泽的，精气神在恢复；由泽向枯的，血气在衰弱。润泽和枯槁决定成败，定生死。

前面我们讲了望面诊的整体一元观以及辨色之气。色者气之聚、气者色之散、气色本为一体，下面就要辨别气之色了。

望面诊色是重要之象，我们一定要明白色与面部整体以及局部的关系、色与脏腑经络的关系，病色与面整体、局部以及身体脏腑经络之间的关系。

望整体面色一定不要忽视局部面色，望局部面色一定要与整体面色相参。万不可只观局部之色着象，这样就丢了气机的整体观。

面部是一个独立的整体，也是气机多层次的阴阳共同体，可分无穷无尽之阴阳。下面所述的五官、五脏、五色等是整体中局部对应之五行阴阳，更便于从独特异常之处入手。这只是面部整体阴阳中的一部分，切不可只观论五色、五官、五脏，而丢掉了观论整体气机状态。

取象比类，五色在面部可见，对应内里五脏。

青色，属东方木，五脏对应肝，腑为胆，开窍在木，其经络为足厥阴肝经。

赤色，属南方火，五脏对应心，腑为小肠，开窍在舌，其经络为手少阴心经。

黄色，属中央土，五脏对应脾，腑为胃，开窍在口，其经络为足太阴脾经。

白色，属西方金，五脏对应肺，腑为大肠，开窍在鼻，其经络为手太阴肺经。

黑色，属北方水，五脏对应肾，腑为膀胱，开窍在耳，其经络为足少阴肾经。

以上说的是正常状态下的五色与脏腑以及经络的对应属性，如果仅仅是以局部色而去辨别脏腑、经络病变，就错了。

局部颜色要和整体面色互相参照，还要与其他局部颜色比较，局部正常所属的本色不能太过，也不能不足。局部色如果体现在其他局部上，就要考虑它们相互之间相生相克的问题，就出现病态了。由面部情况就知道内部脏腑以及经脏问题了，面部是脏腑的镜子，真实不虚。

望面色整体出现异常，就要对五色所属脏腑、经络进行细致分析检查。

对异常的面色，还可进行病机分析，如赤色为热症、白色为寒症、青黑为痛症。

对面局部异常的五色，要和该色所对应的脏腑病和经络病的症状互参互证，以便更精确疾病诊断。

总之：望面色一定要有"气一元论"的整体观，要有整体中有局部，局部中有整体的思维观。

（二）指下辨气之脉诊

1.双脉辨气

双脉辨气是通过左右双脉进行相互比较，对气机整体的升降出入、聚散交合进行判定的方法。

双脉辨气必须把双脉作为一个整体。双脉辨气主要应用的是寸口诊法。

寸口诊法是一种切压腕后桡动脉部位，以体察脉象变化的脉诊方法。寸口又称气口或脉口，在病变时反应较敏感且对气机变化容易感知。所以从寸口脉象变化，既可了解机体正气盛衰和营卫气血运行情况，又可判断病邪对脏腑经络的影响。

寸口分寸、关、尺三部，两手各有寸、关、尺三部，共六部脉。以全息对应法则来讲，寸口脉与人体全息对应，又可细分为寸上部、寸部、关部、尺部、尺下部。

以人的整体与寸口脉整体气机运行分布对应来讲，寸上部对应人体上部颈、头部位；尺下部对应人体臀、下肢等部位；寸部相对来说对应胸膈上焦部位；关部对应肝胆、脾胃中焦部位；尺部对应膀胱、肾等下焦部位。这些对应部位也只是一个概论，在具体诊察疾病时，一定要根据脉象、症状、体征进行具体确定；不但要对寸口脉气机的运行进行把控，而且要从人之形体上加以诊断。要对人体的脏腑、经络分布循行所对应的结构部位，进行全方位查体。只有这样才能真正把疾病的诊治落地，否则诊断就不会精准。

如果仅仅停留在历代医家所创建的脉的象模型中，比如左寸心小肠、右寸肺大肠，那临床的治疗效果会大打折扣，甚至天差地别。因为这样就极易脱离中医"气一元论"的整体观。无论你把脏腑、经络如何与寸口脉对应，但仍会掉入个人的意象与虚拟的脏腑、经络这些不确定中去。所以把寸口脉气机看作一个整体气机，并与有形的人体对应诊查，才会气形合一。气聚成形、形散为气、气形本为一，需要从形入手就要从形入手，需要从气入手就要从气入手。只有树立了气和形的整体思维观，才是真正地明白了中医。

从寸口脉的寸上到尺下与人之形体的全息对应，我们明白了气机的升降。那么我们把控脉管的表层，一直到紧贴骨面最深层的气机变化，这样就会明白气机的出入。从脉表层到最深层，气机出入也是一个整体。如果分层次，可以分为无穷无尽层。古人根据脉中之气各个层次的不同，与人的有形之体以及虚拟的无形脏腑之象，又构建了很多的象模型，比如：脉分三层浮、中、沉对应人体由外到内的浅、中、深；脉分五层对应人体的虚拟之五脏肺、心、脾、肝、肾或者有形之皮、脉、肉、筋、骨等。但是因为描述中没有对中医虚拟的无形之脏腑与有形之实际脏腑明确叙述，以致很多人都不能明确区分无形和有形。这样在诊治中就会因思维认知错误，出现很大的误差。

人体分左右双脉。左脉气机即对应左半身，又对应人体背面，还对应人体的外面；右脉气机即对应右半身，又对应人体前面，还对应人体的内部深层。所以在诊断疾病时就更需要对有形之人体进行诊查，并且要结合症状；绝对不能直接了断加以气形对应，以免出现阴差阳错。

寸口脉上每部脉的界线，历代医家描述也是比较笼统的。比较明确的就是对关部的界定：桡骨的最高骨处，与脉管划一条横向坐标，脉管上此处即为关。关上为寸部，寸部向上为寸上部，关下为关部，关部下面是尺部，尺部下面为尺下部。左右脉都是这样界定。

中医对人体健康的标准用四个字来描述，即"阴平阳秘"，也就是气机的阴阳动态消长的平衡状态。人体的气机分布是多层次，多角度的。这个层次角度都是为了便于理解气的分布而构建的象。实际上人体气机和宇宙气机一样是混元的，无形无象，层次、角度也是无穷无尽的，并且是动态消长变化的。理想中的健康标准之象，就是每个层次、每个角度都处于一种相对的动态的平衡，那就是"阴平阳秘"的健康状态。从寸口脉中去对各个层次、各个角度的气机把控判断，哪个层次出现气机失衡，人体就会出现相应的症状。我们就从气和形入手，去调理失衡层次的气机。当达到相对的"阴平阳秘"状态时，就是我们追求的健康状态。

人体的健康状态，一定是形、气、神的完整统一。神为气之主，神动则气动。气聚成形、形散为气，气形又是相互可以转换的。调理人体气机时，无论是从神入手，还是从气或形入手，最终的目的都是为了达到"阴平阳秘"的状态。

调神是高境界高层次，气机变化最快，但维持时间较短；调形破形最难，但是很多久病顽疾多是形上的问题，一旦解除就会取得非常好的疗效且持久。调气较调神作用相对持久，相对来说调形破形比调气较难。

人体形上的问题解决不掉，气机很难达到长久的相对"阴平阳秘"状态。但是形、气、神调理的方法不尽相同，必须都要掌握，每一种方法都不可或缺。虽然对形、气、神的治疗方法不完全相同，但是目的还是一个，调节气机的阴阳平衡，最终达到阴平阳秘的健康状态。也就是说，无论是从形、气、神哪个方面入手，都不能脱离中医"气一元论"的世界观。本书主要从形、气入手对临床诊治进行了论述，对调神诊治将会分篇另论。

宇宙万物是一个整体，人体气机的理想先天状态应该与宇宙混元状态相同，也就是无极状态。人体出生后已进入后天状态，健康标准是后天太极状态，也就是阴平阳秘状态。人的寸口脉也是一个整体，与宇宙以及人体的气机是相应的，把控了寸口脉气机变化，也就把控了人体气机变化。

脉的失衡，从哪些方面可以体现出来呢？脉管上可以从粗细、长短、紧张度高低以及脉管的起伏高低状态体现，对它们进行上下、左右等多个角度层次相互比较，就会找出失衡所在。

脉象中可以体现气的足与不足、血的亏虚状态、邪气的性质、脉的节律以及脉率情况，对它们进行辨别诊断，找出矛盾，分清主次，然后循序进行解决。

气不足脉中气无力，脉率较慢，脉管紧张度较低，脉体也较小，气足则反之。血虚与不虚主要看脉管中的充盈度，脉中空虚不充盈为血虚，脉中充盈则不虚。

邪气在脉上有不同的体现，风性疏泄，感受了外风，脉管的紧张度就会降低，变得舒缓，边缘不清晰。如果是内风，气机向外向上出的多，脉就飘浮无根。寒性收引凝滞，脉管紧张度会变高，感受了外寒，正气抗邪于表，内里气机向外调动，脉会浮紧。如果内寒，寒在脉深层沉浮，寒邪凝滞，就会沉紧。火性炎上，脉中气机来势盛大、数急。湿性重浊黏腻，在脉管上表现为模糊不清，边缘不清晰，黏黏腻腻，在脉中有水浊湿。暑性多为火性和湿邪混结，在脉上来势盛大，脉大无边是火势盛；脉管边缘不清，黏腻不透为湿重。燥性干燥，津液不足，脉体空虚不足，津液越少脉管紧张度就越低。痰饮在脉中黏腻浊湿，就像痰的形状一样。瘀血在脉管上体现的是弦硬，在脉中是涩、枯、牢硬。

诊脉时食指、中指、无名指三指并紧，用指腹分别平放在脉管的寸部、关部、尺部，食指与中指的指缝卡住桡骨的高骨脊，这里就是所谓的关。关是界线，关部是部位，这一点一定要分清楚。

对脉管的形态把控时，指腹要轻柔地放在脉管上。指腹与皮肤紧密接触，但是一定不要改变脉管的形态。

对脉管内的气血状态把控时，要用举按的手法。《脉经》中所记载的浮脉和沉脉就是用举按的手法把控的。书中记载"举之有余，按之不足"，是浮脉；"按之有余，举之不足"是沉脉。这里所说的浮沉，实际就是在动态的举按中把控的气机出入状态。这里的气机出入一定是在脉中的，不是脉管在皮肤与骨面之间的深浅部位。

把控脉管中气机出入状态的指法，可以用速度来控制。如果想快速知道脉中气机出入状况，举按就要快一些。如果想精细了解脉中每一层的变化，速度就可以无限的延长，必要时定住不动观察，用时间换空间，这样脉中的信息就会清晰的显于指下。

通过对双脉的上下、左右、内外的整体相互比较把控，就会发现独异之处，就需要对独异进行分析。一定要结合症状、证候以及有形之查体全面判断，解决问题所在。当脉上的气机进入相对平衡状态时，这个矛盾就解决了，疾病也就消失了。如果脉中气机没有进入相对的平衡状态，即使病情好转也不会有好的远期疗效。

以上我们讲的是诊脉的理法，但历代医家对"脉象"也有诸多论著，那"脉象"是什么呢？顾名思义"脉象"就是脉的形象，就是应用理法诊出脉中一些独特的形象，并进行论述。脉上的这些特殊形象信息与身体相应，能够更便于对疾病进行明确的诊断。晋代·王叔和所著《脉经》中分为二十四种脉象；明代·李时珍所著《濒湖脉学》中将脉象分为了二十七脉；明末清初·李中梓所著《诊家正眼》将脉象增加为了二十八种。这些前世医家的论述都是精华之作，可以参看，但是切勿被脉象所困，落入象中，而忽略了诊脉的理法。理法是根本，脉象是枝叶，理法和脉象融会贯通，才能把脉诊参研得更加精透。

需要非常强调的是诊脉对气机的把控，即是诊断又是验证治疗效果的标准，无论从形、气、神哪个角度入手诊治，脉诊都是验证的标准。

2.单脉辨气

临床上有众多单脉患者，单手先天反关脉者居多，还有一些患者因做心脏造影或心脏支架，从桡动脉插入导管，造成人为桡动脉破坏消失；另有一些后天残疾单侧桡动脉消失者。这些单脉患者为双脉相互比较辨气带来了困难，只能应用单脉辨气。

单脉辨气，虽比双脉辨气精准度下降，但如果诊脉精细并结合辨形诊断，仍然能取得满意的诊治效果。

单脉辨气，是以单脉作为一个整体，对单脉的上下，内外各个层次进行相互比较。

单脉辨气，对脉管以及脉中各个层次气机判定方法，均与双脉辨气相同。

单脉辨气，应用的指法与双脉辨气完全相同。

（三）现代设备辨气之热成像断层扫描诊断

热成像断层扫描仪是运用红外原理制造的一种诊断设备，对人体无辐射无伤害。

它的成像原理是在人体外吸收人体散发的热量，重新塑造成像，也就是重新塑造了一个气化能量人。它所展现的人像，既是有形之像，又是无形之像。它可以把人体无形气机的即时分布清晰地展现出来，是中医四诊的一个补充利器，是我们中医人的第三只眼，人们俗称是"开天眼"。扁鹊的诊断法"写影"就是透视人体，但也要根据自己身体状态好坏而决定。实际上热成像断层扫描比所谓的人体特异功能"开天眼"更稳定、更全面、更可靠、更科学。

热成像不但可以对人体的整体气机全面观察，对局部气机也能精准观测。对气机的升降出入、聚散交合展现的淋漓透彻；对脏腑经络气血循行一目了然；对中医八纲之阴阳、表里、寒热、虚实的状态非常直观的体现；对风、寒、暑、湿、燥、火、痰湿、瘀血等邪气性质能明确显示；邪气分布在任何脏腑、经络、哪个层次，以及邪气之间搏结的状态，均能非常清晰的展示。在诊断中不仅可以看某个层面，还可层层递进的进行断层分析。

热成像因为收集的是人体即时气机状态，所以对每次治疗后的病情变化可以准确记录，对多次治疗的热成像进行对比，就可清楚的了解病情进展变化情况。尤为宝贵的是，它可以找到病的主要矛盾和次要矛盾，帮助医生在治疗时标本兼治，依次解决。

总之，在热成像断层扫描下，中医理论中所讲述的气血、阴阳、五行、脏腑、经络、各种邪气性质、气血之体的循行，气的升降出入、聚散交合的状态均能完整的展示在世人面前。这让人不得不感叹现代科学的伟大，但是更惊叹祖先古圣先贤的智慧，在无科学仪器的帮助下，能把中医这个人类文化瑰宝研究得如此透彻。

热成像断层扫描是中医现代化的一次巨大进步，是对以"气一元论"为世界观、阴阳五行为方法论的中医的一次证明，是传承，是创新，是超越！

弹指一挥间，从开始在临床应用热成像断层扫描已经八年多了，我在临床经过几万例患者的验证，觉得热成像扫描真的是中医诊疗非常好的一种辅助方法。

下面用热成像对中医理论进行一些直观的了解。

1.阴阳失衡状态

（1）上下失衡

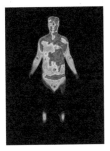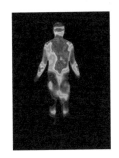

治疗前

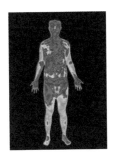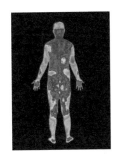

治疗后

（2）左右失衡

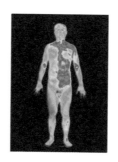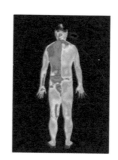

治疗前

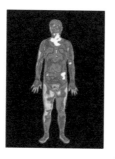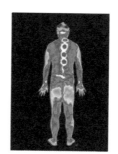

治疗后

（3）内外失衡

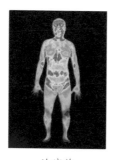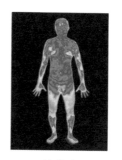

治疗前　　　　　　　　治疗后

2.邪气性质

寒：热断层过程中，某个层面边缘出现小锐角齿轮状。

热（燥）：热断层过程中，能量高，在某个层面会突然或大或小的高能量扩散。

湿：热断层过程中，某个层面边缘呈现小细毛尖状。

瘀血：热断层过程中，某个层面边缘呈现水平直线状。

痰饮：热断层过程中，某个层面边缘呈较圆钝齿轮状。

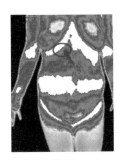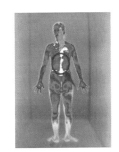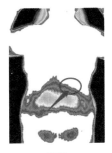

寒邪　　　　　　　　　热（燥）邪　　　　　　　　湿邪

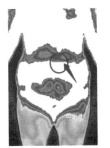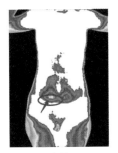

瘀血　　　　　　　　　痰饮

三、辨形诊断法

（一）运动体位诊断

运动诊断，是通过不同部位的体位运动，辨别该部位肌肉、筋膜等一系列软组织病变的方法。在不同的体位运动中，主动肌发力拮抗肌就会出现对抗，对抗中软组织受牵拉出现不适的部位，就是有问题的地方。通过该诊断方法，能够准确地找到影响气机正常运动的原因部位，从而为下一步更精准的按诊缩小诊断范围。

这些影响气机循经运行的因素，多为有形的僵硬粘连、条索结节等。通过一系列动作，可以很容易找到牵拉不适的部位，然后进一步精细按诊，从而找到按压酸胀、疼痛不适的僵硬粘连、条索结节，对它们进行处理。这样该部位循行瘀滞的经络气机就会畅通。

根据运动体位受限程度由轻到重分为一度、二度、三度、四度。

1.头颈部运动诊断

头颈部运动分为六个动作：（1）低头屈颈；（2）后仰伸颈；（3）头颈左侧屈；（4）头颈右侧屈；（5）头颈左外侧旋转；（6）头颈右外侧旋转。

2.背部运动诊断

背部运动诊断法采取坐姿，分为六个动作：（1）背部前倾；（2）背部后仰；（3）背部左侧屈；（4）背部右侧屈；（5）背部左外侧旋；（6）背部右外侧旋。

3.腰臀运动诊断

腰臀运动诊断法采取站姿，分为四个动作：（1）身体前屈；（2）身体后仰；（3）身体左侧屈；（4）身体右侧屈。

4.胸部运动诊断

胸部运动诊断法分为五个动作：（1）身体后仰；（2）双臂打开扩胸；（3）双臂伸直上举；（4）双臂后背扩胸；（5）胸腔吸满憋气。

5.腹部运动诊断

腹部运动诊断法采取坐姿，分为八个动作：（1）上身前屈；（2）上身后仰；（3）上身左侧屈；（4）上身右侧屈；（5）上身左外侧旋；（6）上身右外侧旋；（7）腹腔吸满憋气；（8）腹腔呼尽憋气。

6.肩部运动诊断

肩部运动诊断法，分为六个动作：（1）左手抱肩；（2）右手抱肩；（3）左手后背；（4）右手后背；（5）左手平抬上举；（6）右手平抬上举。

7. 肘部运动诊断

肘部运动诊断法，分为八个动作：（1）左手屈肘；（2）右手屈肘；（3）左手伸肘；（4）右手伸肘；（5）左肘旋外；（6）右肘旋外；（7）左肘旋内；（8）右肘旋内。

8. 腕部运动诊断

腕部运动诊断法，分为八个动作：（1）左腕外展；（2）右腕外展；（3）左腕内收；（4）右腕内收；（5）左腕前屈；（6）右腕前屈；（7）左腕背伸；（8）右腕背伸。

9. 手部运动诊断

手部运动诊断法，分为八个动作：（1）左手握拳；（2）右手握拳；（3）左手伸指背伸；（4）右手伸指背伸；（5）左手分指展开；（6）右手分指展开；（7）左手伸指并紧；（8）右手伸指并紧。

10. 髋部运动诊断

髋部运动诊断法，分为十个动作：（1）左腿屈膝高抬；（2）右腿屈膝高抬；（3）左腿外展；（4）右腿外展；（5）左腿外旋；（6）右腿外旋；（7）左腿内旋；（8）右腿内旋；（9）左腿向后抬伸；（10）右腿向后抬伸。

11. 膝部运动诊断

膝部运动诊断法，分为八个动作：（1）左腿屈膝；（2）右腿屈膝；（3）左腿伸膝；（4）右腿伸膝；（5）左膝外旋；（6）右膝外旋；（7）左膝内旋；（8）右膝内旋。

12.髁部运动诊断

髁部运动诊断法，分为八个动作：（1）左髁背伸；（2）右髁背伸；（3）左髁前屈；（4）右髁前屈；（5）左髁内旋；（6）右髁内旋；（7）左髁外旋；（8）右髁外旋。

13.足部运动诊断

足部运动诊断法，分为八个动作：（1）左足趾前屈；（2）右足趾前屈；（3）左足趾背屈；（4）右足趾背屈；（5）左足趾分趾展开；（6）右足趾分趾展开；（7）左足趾并紧；（8）右足趾并紧。

（二）按诊

按诊为切诊的重要组成部分，在辩证中起着重要的作用。通过按诊不仅可以进一步探明疾病的部位、性质和程度，同时也使一些病证表现进一步明确。它是对望诊、闻诊、问诊、脉诊等诊法所获资料的补充和完善，为全面分析病情、判断疾病提供重要的指征和依据。按诊在临床诊断疾病中万不可缺少。

按诊是医生用手直接触摸或按压、叩击患者的某些部位，以了解局部异常变化，从而诊断疾病部位、性质和病情轻重等情况的一种诊病方法。

按诊分为触、摸、按、叩等手法。

1.触法

触法以手指轻轻接触患者局部皮肤，诊查肌肤的凉热、润燥、表皮结节等情况。

2.摸法

摸法以手指稍用力寻抚局部，来探明局部有无疼痛以及肿物、僵硬结节、条索的形态、大小等，以辨病位及病性的虚实。

3.按法

按法以重手按压或推寻局部，观察深部有无压痛、僵硬条索、结节、粘连或肿块，肿块的形态、质地、大小、活动程度、肿胀程度、性质等。按法的顺序一般是先触摸，后按压，由轻而重，由浅入深。从健康部位开始，逐渐移向病变区域，先远后近地进行诊察，寻按方向要根据病证的需要来确定。

4.叩法

叩法亦称叩击法，是医生用手叩击患者身体某部，来确定病变的性质和程度的一种检查方法。

叩击法有直接叩击法和间接叩击法两种。

（1）直接叩击法：是用手指指尖或并拢的手指的掌面轻轻地直接叩击或拍打的检查方法。

（2）间接叩击法：是用手掌平贴在患者受检部位体表，另一只手握成空拳叩击该手背，边叩边询问患者叩击部位的感觉，以诊查疾病的方法。

身体各部结构不同，形态各异，为了更便于对气、形的诊治，可分为天、地、人三层。

按诊时可应用手指、手掌，肘部，也可借助工具等。

（1）指诊法：指诊是最常用的方法。检查局部时，一般用五指的指腹或指尖，触诊微小范围，手指触诊也可用三指、双指和单指。

（2）肘诊法：一般针对深部的检查，需要力量大但手指力度不够的情况下应用。

（3）工具诊法：对于肌肉丰厚，部位较深，面积不大的病变，手指的压力不够，而肘压的面积又太大，此时可以借助工具，比如手指一般粗细的探棒等。

按诊注意事项

（1）按诊的体位及手法的选择应根据不同疾病要求针对性选择。

（2）按诊手法要轻巧柔和。

（3）注意争取患者的主动配合，使患者能准确地反映病位的感觉。

（4）检查时注意观察患者的反应变化，对检查部位要多方位进行比较。

第三章　治疗篇

一、概述

中医的治疗方法有多种，每种方法都有其选择适应证，对治疗方法的选择一定要根据病情需要，可以单独应用，也可配合使用。

治疗方法如果选择不恰当，疗效就会差强人意。打个比方：道路上有雾气、有泥、有水、有尘土、有巨石需要清理干净，雾气见到阳光就会散掉，泥可以用铁锹清理，水和尘土可以用扫把清扫，巨石就需要用铲车清走，清理工具选择错了就费力、费时、费工，甚至完成不了任务。人体的邪气就如同上面比喻的雾气、泥、水、尘土、巨石，同样需要不同的治疗方法解决，所以对调气和调形方法的选择非常重要。治疗过程中，调气相对容易，调形相对较难；调气较快，调形较慢。如果气、形均失调，仅调气近期疗效好，远期疗效差，必须气、形共调。

在气、形融合的人体上，调气和调形的方法不尽相同。可以单用，也可以搭配应用，这样疗效会事半功倍。下面我们就选择中医最具有代表性的两种方法"中药"和"针法"论述。

中药在中医治疗中占有很重要的地位，对气和形的调理都有很好的疗效，但在对一些大、顽、重、久有形经络淤堵的解决上相对针法较慢。

针法在调气上甚至要快于中药，对大、顽、重、久有形经络淤堵的解决上，只要是针可触及，针法调形破形之力要强于中药。

针药配合的功效明显强于单一方法治疗的效果。

只要辨证准确，治疗方向正确，病情就会向良性发展。对气和形调理方法的选择，一定要审时度势，哪种方法快捷有效、安全可靠，就优先选择哪种方法。能在临床治疗中真正落地的医生，一定要有气形综合思维观，要打破对气和形认识不足的瓶颈。

二、中药法

如果想开好中药处方，不但有理法指导，还要对中药药性清晰了解。中药是中医学中重要的组成部分，历代众多医家都在论著药学，但《神农本草经》始终是公认的药学经典，因为这里面每一味药都是神农亲自尝服体验出来的。

学习中药要掌握四气五味、升降浮沉、归经，这些理法是几千年慢慢完善得来的，根本的基础就是药物尝服。它是古人以取象比类的思维方式，在身体上验证得来，绝不是仅凭想象空谈。如果要想真正明白中医中药，回归祖先立法本意，就必须把祖先的方法还原本色，去亲自尝服中药，去做现代神农。

我们多年来对多种药物不同剂量、不同的煎法进行尝服，感受每一时间段药物在体内气机的变化，收益颇多。

尝服药物一定要注意安全，所以在尝服中药时一定要身边有人陪伴，备好急救药品，比如甘草汤或粉，绿豆汤或粉，以备急需。尝服中药非同儿戏，一定要非常谨慎，以防意外的发生。

下面这些药物的总结，是我在带领学生尝服时，根据身体的感觉与脉象的变化，以及热成像扫描进行分析讲解的录音整理。

中药尝服试验以及分析讲解

（一）鸡血藤

1.性味归经

味苦、涩，后味甘、淡，温而不燥。归肝、肾经。活血化瘀药中的活血调经药。

2.脉应及气机变化

（1）服食后双脉来势变盛，向上升腾，右脉明显，右关、尺充盛尺甚；左脉深层流通性增强。双关共振并充盈。

（2）入腹深层向下流通，并同时补益，后从身体中上部升至头，尤其面部。入肝、肾层，流通上下内外。

3.热成像断层扫描图片分析

关部及手的能量开始下降，最终能量布散到全身，沟通上下内外，而腹部、手部能量却相对在下降。人体能量汇聚在小腹前和大腿内侧。

4.功效主治

补血活血。

（1）入深层肝、肾经，对肝、肾经有补益作用。

（2）脉体不足、流通不畅（尤其深层）、不能共振可用之。

（3）对四肢麻木、痿证可用之。

（二）忍冬藤

1.性味归经

味甘、寒，归肺、胃经。清热解毒药。

2.取象

为金银花的藤，质轻中空，色白，薄红皮包里。

3.脉应及气机变化

（1）左脉潜降明显，气血向内收，向下降，向尺部深层汇聚，左寸、关变空、变弱；而右脉辛散、向外透发，边潜边降边透发，再从左尺向寸、关蓬勃升腾，通透上下蓬勃内外整体共振。总之该药潜降双脉，左脉尤甚，右脉潜降的同时向外透发，通透上下蓬勃内外。

（2）服药后，脉象弦敛者脉势变盛，紧张度变高；脉象舒缓者紧张度变低；服药后身体觉面部微微发热，手足心发热，膝关节变胀，腿变热。

4.热成像断层扫描图片分析

（1）面部的温度在逐渐升高，颈项部的能量在逐渐升高，是一种透发之象。

（2）下肢大腿的内侧，后侧，尤其内侧能量增高明显。脐温持续降低，且后命门温度先升高到一定程度后下降。说明能量开始在潜降，但并没有收到丹田，而是潜到下肢，并且在潜降的同时还在向外蓬勃透发。

5.功效主治

清热解毒，疏风通络。

（1）对双脉尤其左脉火势较盛透发不出、寸部潜降不下去的用之。

（2）对风湿风热型关节炎、热毒疮痈、风湿热痹关节肿痛、血痹等热证可用之。

（3）对气机不能共振者，配伍夜交藤、鸡血藤用之。一升一降，内外上下通透共振，有寒热共振相佐的作用。

（三）夜交藤

1.性味归经

入口甘涩，性平，偏温，归心、肝经。养心安神药。

2.脉应及气机变化

（1）双脉向上升腾，左脉升腾的比较多。左寸浮起并和右尺产生感应。既补血之体，又有向上流通的作用，到一个极点的时候，它又潜降回来和深层交合。

（2）气机以升发为主，顺着中焦上焦一直向头部升发，前面向头面部，后面顺督脉向颈项部升发。升发后逐渐柔润的向下潜降，收敛到下焦丹田的部位，丹田变充实。它既能开而且能合，这种感应就是先天八卦说的乾坤之交，"洛书"所说的四六交合。就是心肾相交的过程。当气机升腾到一定程度没有透发到表层，而是很柔润的又潜降下去了。

（3）可以补血之体，升腾流通左脉，又可收敛气血充实丹田。

（4）夜交藤就是白天开晚上合。是一个非常好的引阳入阴、阴出于阳的心肾相交药。

3.热成像断层扫描图片分析

（1）服药30分钟内身体面部腹部能量升高，背部能量整体升高，表层温度升高。说明它由内达表的作用，且腿部能量在下降，能量向上流通的多。

（2）服药90分钟后体表温度全部下降，但脐温下降后又升高，后命门温度先降低后升高。所以能量降低，是一种假象，实际是一种交合之象，并不是能量降低了，而是开了以后交合到丹田，并与颈项感应。

4.功效主治

（1）脉弦、涩不开、体不充足，尤其左脉升腾不开、弦、涩不开，左寸伏下尤其右尺空虚不充者可用之。

（2）对血虚型的失眠、肢体麻木、受风、风湿可用之。

5.三藤比较

它和鸡血藤、忍冬藤能整体气机共振。身体的生气不足的情况下可用之。夜交藤、鸡血藤偏于温热，忍冬藤偏寒。这样一阴一阳相互佐制，偏热多用忍冬藤，偏寒多用鸡血藤或夜交藤。

（四）巴戟天

1.性味归经

味甘、辛，质润，性温热，入肝、肾经。补虚药中的补阳药。

2.取象

（1）入药部分为根，其中空，肉多、软，质轻，故取其气，则其可向下入深层，有透发之性。虽不能透发至表层，但可透到肌层，又可潜降。有轻浮之性，温散辛开之力，使其潜降后再升腾出来，故其既流通又补体。

（2）盐制的巴戟天可增强入深层、下焦之力，可入肾经最深层。

3.脉应及气机变化

（1）先入右脉气血向下向内至右尺，再流通至左脉，尺部向左寸向上向外升腾、边流通边补益。

（2）此药可入丹田，顺肝、肾经深层向下流通，再从后背向上升腾，故服药后会感到整个后背持续发热，并向上至颈项、额头。

4. 热成像断层扫描图片分析

（1）前胸后背能量增加，整个身体能量在通透增高，向外散发，有补体、流通之性。

（2）其丹田脐温逐渐下降，服药后30分钟达到高峰，后逐渐下降，尤其到90分钟脐温降到极点，在此开始流通，无能量囤积。

（3）后背命门温度持续增高，服药后90分钟升高至极点，能量最终达后命门，在腰背囤积增强。

（4）从腰背向上向外通透，四肢发热，大腿前、外侧亦持续发热升温尤足部甚。

由以上几方面可知此药能量非常强，虽向外散，但总体能量增强，因阳盛而致内外能量都增强，为补体、补阳之药。

5. 功效主治

（1）对双尺脉沉弱无力、左脉欠流通、脉体不足可用之。

（2）补肾阳，强筋骨，祛风湿，在补阳之时可散风气、湿气。故肾阳不足、阳痿遗精、女性宫冷不孕、月经不调、少腹冷痛、风湿痹痛、筋骨痿软可用之。

6. 注意事项

阴虚火旺者不适用。

（五）青皮

1.性味归经

味苦、辛、酸，性温，归肝、胆、胃经。理气药。

2.取象

（1）为橘的未成熟果实，采摘于5、6月或7、8月。味辛、性温、中空、旋转的瓣形均为升散之象。

（2）然色黑皮厚、为未成熟果实，故不能像花和叶一样完全透发。

（3）酸收、苦泄、质重可知其亦有潜降之性。

3.脉应及气机变化

（1）双脉均向下收敛，以右脉为主，但收敛中有一种涡旋之象，收中有一种辛开之象，边降边开散，气血之体向外开，脉体舒缓，体不充盈。

（2）先从右关、尺入内，再去升发，从肝、胆、胃经潜降，再升开，最后左右脉体均不充盈、无力。故其"用"（升降出入为用）的作用强，没有补体（气血为体）的作用。

（3）服后气血向腹部降，又迅速升至面部，使面部发热，故其升降同时在发挥作用。

4.热成像断层扫描图片分析

（1）脐温一直在下降，为能量边潜降、边开散。

（2）后命门温度先降后升最后仍低于服药前。

（3）腿部能量在潜降。

（4）最后外边能量全部下降，说明它没有补体的作用。

5.功效主治

疏肝破气，消积化食。

（1）肝郁气滞、胸胁胀痛、疝气疼痛、乳癖、乳痈、食积气滞、脘腹胀痛、癥瘕积聚、久疟痞块可用之。

（2）双脉尤右关、尺弦、敛不开可用之。

（3）醋炙可增强舒肝止痛功效。

（六）益智仁

1.性味归经

味辛、苦涩、温，归脾、肾经。补虚药中的补阳药。

2.取象

（1）姜科植物益智的干燥成熟果实，主产于海南、广东、云南、福建等地，其采摘在夏秋交接之际，由青绿变红时。

（2）其秉生产地温热之气，青色秉春夏升发之气，红色如阳刚之火，为气机蓬勃到极点。在夏秋之季采收，秋季为凉爽收敛之气，可使燥火变润，防其太燥。服药有一种清香之味，辛气呛鼻、通透内外。其为果实、质重，聚集，边开边降。

3.脉应及气机变化

（1）捣碎者会直入肾层，未去皮捣碎者入肝、脾层（在40分钟左右开始潜降到深层）。

（2）入脾、肾经向下潜降，边开边降，到右尺，后转到左尺，左尺变充盈并向左关、寸蓬勃升发，来势变强，右脉亦升发，以左脉为主，最后双脉充盛圆润。

（3）气血直到腹股沟、大腿内侧顺着脾、肾经向下，直到足底，后再从腰到背、项部到头。入最深层，补精血，最后补精还脑。

4.热成像断层扫描图片分析

图像整体能量在升高，脐温值在下降，同时小腹、丹田腿下部一直到足底能量在提高，然后能量减退，后背、前胸、头部能量开始越来越高。由以上可知此药温热，因其辛开之气，整体能量提升，然后潜降，能量先向下走，再向上提升。

5.功效主治

暖肾温脾，固精缩尿，止泻摄唾。

（1）补精血，还精补脑。阳火和阴液同补。

（2）肾寒、肾虚遗尿、小便频数、遗精、白浊及脾寒泄泻、腹中冷痛、口多唾涎可用之。

（3）双尺脉空无力、脉体弦敛不开、双脉向上流通不畅可用之。

6.用法

去皮捣碎，盐制增强入肾作用。

（七）益母草

1.性味归经

味辛、苦，性寒，入肝经，入血分。活血化瘀药中的活血调经药。

2.取象

（1）药用部分为地上的梗叶，色青皮硬，故入肝经，可破瘀。

（2）梗中空，呈四方形，白肉似海绵，故可通利水道、利水消肿。

（3）为春季和初夏期的幼苗，故有升发之象。

3.脉应及气机变化

（1）入双尺，主入右尺，双脉收敛，破瘀、消痰水、湿浊，之后涡旋，向上向外透发，通透上下。脉象变舒缓，双尺充盈圆润共振。以攻邪为主，无明显补体作用。

（2）可收敛气机，直入下焦，尤以入坤宫为主，在肝层破瘀、消痰水、湿浊，同时借辛透之性，向上向外透发，化阴邪为阴精，使脉通透，流通上下。

4.热成像断层扫描图片分析

（1）脐温和命门温度都下降，说明身体整体的能量都是在下降。

（2）前胸后背整体的能量逐渐地下降一直到深层，说明能量往里收。

（3）表层温度有提高，但脐温值下降，说明可入深层，使其共振，并透发到外。

5.功效主治

活血化瘀，清热解毒，通利水道。

（1）双尺脉化浊有力，脉弦、涩可用之。

（2）疮疡跌打损伤，血热及瘀滞引起的血尿、血淋者可用之。

（3）为妇产科经期之要药，瘀滞引起的月经不调、痛经、闭经、恶露不尽可用之。

6.注意事项

孕妇慎用。

（八）竹茹

1.性味归经

甘、微寒，归肺、胃、心、胆经。化痰止咳平喘药中的清化热痰药。

2.取象

（1）是竹子刮掉绿皮，中间层的竹芯。竹子中空，象六腑、肺、脊柱、血管。

（2）生于土，得中土之气。性寒，以潜降为主。但挺拔细长，为阴中有阳，有升散之气。

（3）竹茹球像钢丝球，竹子又像人体之气管，尤其竹茹球色白入肺，故有祛痰之功效。

（4）竹筒抗湿、抗水，所以有祛湿、祛水饮、祛痰之功效。

3.脉应及气机变化

（1）双脉弦敛、收摄，向下潜降，右脉尤甚。痰火滑象减轻，潜到一定程度后，双脉向上升腾，升发。尤右关，右寸部位蓬勃，脉体变缓，变大，气血向上有充盈之势。左尺充盈的同时也向上升腾。偏于用（升降出入）多，没有补体的作用。

（2）气血向下潜，顺大腿内侧一直向下潜地很深，后向上向外蓬勃。

4.热成像断层扫描图片分析

（1）脐温均下降较多，能量在向下汇聚到大腿的内侧。

（2）命门温度先下降，但命门的温度相对来说到最后偏高。因为它在升腾的时候把里面的能量，痰火引向外走。

5.功效主治

（1）脉象弦、滑有力、升降出入不畅可用之。

（2）痰热咳嗽、胆火夹痰、惊悸不宁、心烦失眠、中风痰迷、舌强不语可用之。

（3）胃热呕吐、妊娠恶阻、胎动不安等痰热交杂可用之。

（4）吐血、衄血、尿血、崩漏等血热妄行症可用之。

6.不同用法

清热化痰生用，除烦除呕姜汁制。

7.注意事项

对脾虚、偏寒证、寒痰一定要慎用。

（九）炒王不留行

1.性味归经

性微苦，苦平，归肝、胃经。活血化瘀药中的活血调经药。

2.取象

其为种子，炒制后膨开，形似两个乳房，有棱角，外边有少量黑皮，里面肉色白、质软、蓬松。

3.脉应及气机变化

（1）先微收敛，变紧，右尺部在中层和肝层较充盛，之后向上升发，升腾，开散，尤其双关膈部位浮起之势很明显，关膈部从中层往上到表来势很盛，中、深层空。之后关膈部气机减弱，逐渐向下，最终脉体紧张度很低，来势变弱，无力，变空，尤其右脉，右尺。左脉不明显。

（2）其气下行，向丹田部位潜降，不能潜到最深层，只能到中层和中层偏深肝层，一般到肝层居多，通行肝经上下，也可向上升腾至关膈部，打开关膈的痰浊、瘀血。

（3）苦泄，行而不守，没有补体的作用，为用（升降出入）药。

4.热成像断层扫描图片分析

（1）脐温能量下降，后整个流通升腾，王不留行走而不守。

（2）最后腹部脐温升高，并不是能量在这囤积，而是因为其腹部深层有瘀血积滞或者痰湿，王不留行将邪气破化后产生了和谐的共振，能量化生，所以脐温升高。

5.功效主治

活血通经，消瘀解滞，行血通脉，通经消肿，利尿消肿，活血利尿下乳消肿，通淋。

（1）脉双关膈部中、深层弦、敛、涩、滑实不开可用之。

（2）脉双尺部，尤其右尺部中、深层弦、涩，实、滑、盛、浊不开可用之。

（3）血瘀闭经、痛经、难产可用之。

（4）乳痈肿痛、乳汁不下可用之。

（5）各种淋症可用之。

（十）菟丝子

1.性味归经

辛，甘，平，温；归肝、脾、肾经。补虚药中的补阳药。

2.取象

（1）成熟果实的种子，可生用或盐水制用，盐水制用主要为了使其更好的入肾、潜藏；虽是种子但质地较清轻，同气相感，故可入深层，潜降深层；本身具有温、辛之力，可升发、升散。

（2）菟丝子，寄生之物，寄生它物而生，诸如大豆等之物长成之际，菟丝子便傍其身、绕其颈，汲取其汁儿获取营养而盘绕向上生长，因菟丝子专吸取他物能量，或影响农作物生长，故深为民所恶之。也因此，菟丝子集他物能量于一身，故其种子虽小，能量审视积聚。其虽偏补阳，温热，但因它是吸取植物精华而生，故而仍较润，而非太燥。

3.脉应及气机变化

（1）双脉体不足，且升发不畅，尤其深层体空，气机不能升上，大气下陷，尽可用。为体（气血为体）、用（升降出入）兼顾药。

（2）菟丝子向上走，气机有向上蓬勃升发之力，可使两脉充实，主入肝、肾层，可入深层补体；具温热之性，可同时使双脉均向上升发流通，尤以深层。

4.热成像断层扫描图片分析

（1）脐温在逐渐降低，外表整体能量都在升高，说明其里面能量很足，向外布散。

（2）后背在开散，能量向外走。后背、命门的能量虽不是太低，但是比之初的能量仍偏低些，因其能量总是在升散，在透发。菟丝子主要是使双脉向上升腾的药物。

5.功效主治

滋补肝肾，益精、养血、明目，固精缩尿。

（1）腰膝酸软、阳痿遗精、遗尿尿频、耳鸣等可用之。

（2）对肾虚固护不住所致胎动胎漏不安可用之。

（3）脾、肾虚而泻可用之。

（4）双脉体不足且升发不畅，尤其深层体空、气机不能升上者用之。

（十一）石菖蒲

1.性味归经

辛温、味苦、入脾、胃、心经。开窍药。

2.取象

（1）其生长在潮湿阴暗的地方，不喜阳，气芳香可抗湿化湿。

（2）用其根茎，偏黄，外面微微有些红皮，入地浅，质轻，故其潜降不深。

（3）辛温可开散、升发。苦可燥湿、泄、入敛，其主要是向上、向外作用。

3.脉应及气机变化

服食后可入浅中层，在浅中层化脉中湿、浊之气，然后向上升腾，双脉都在向上升腾，透表。

4.热成像断层扫描图像分析

（1）前面、后背的能量都在随着时间逐渐升高，整体气机都在向上、外升腾。

（2）脐温在降低。

（3）后背的能量也在向上升高，下焦变化不大，故气机主要向外、向上去开散。

5.功效主治

开窍豁痰，醒神益智，化痰开胃。

（1）痰蒙心窍、神昏癫痫、健忘失眠、耳鸣耳聋者、心窍不开者可用之。

（2）双脉体濡软、脉浅中层的湿、浊之气明显或湿气阻碍气机、双寸、关不升腾可用之。

（3）对于噤口痢、湿浊中阻可用之。

（十二）白芥子（未打碎）

1.性味归经

味辛、微苦，温。入肺经。化痰止咳平喘药中的温化寒痰药。

2.取象

（1）白芥子为成熟果实，可向下潜降。

（2）禀夏秋之气，有夏天温气。其辛温之性向上升散，未打碎则其先下后上。若打碎，味极辛，开散力强，潜降力弱。应将其打碎，但此次服药，未打碎，故其向深层潜的力量大。

3.脉应及气机变化

气机先向下潜降，寸脉变空，右脉甚，后气机又逐渐向上温散，后脉体变清晰，来势变轻盈，左脉整体向外透发，直至表层。无补体作用。

4.热成像断层扫描图像分析

（1）脐温升高，其向下潜，温散力强。

（2）后命门能量向上升腾，温度逐渐升高温散、辛燥之力盛。

（3）其热性大，服药90分钟后仍在升高，耗散能量。

5.功效主治

有豁痰之效，消积化痰，去皮里膜外之痰气。

（1）寸高尺低、向下流通不畅且带有濡、滑之象者可用之。

（2）左脉弦敛透发不足、痰气不透可用之。

6.备注

三子养亲汤（紫苏子，莱菔子，白芥子）则用其豁痰开窍，古人笼统言"皮里膜外"就是表层一种痰气。

（十三）生山药

1.性味归经

味甘、平，入脾、肺、肾经。补虚药中的补气药。

2.取象

（1）以河南焦作一带产者为佳，俗称"铁棍山药"。

（2）其为根茎，居于土中故可补脾；长条形能通透上下，微有流动之性。

（3）收于冬季，禀冬之气而有滋阴之效，可粘于舌上，故有涩感收敛之象。

3.脉应及气机变化

（1）服食后入双脉即收敛，对双关尤其右关补的作用最强，补双尺的作用也非常明显，上下流动之后对双寸尤其右寸也有一定补充作用。

（2）补体收涩为主，脉体充盈、圆润、又可上下流通。

4.热成像断层扫描图像分析

（1）全身能量增高。

（2）脐温和后命门处温度都在升高。

（3）能量增高，上下交合后能量向外通透出。

5.功效主治

补脾养胃，生津益肺，补肾涩精。

（1）脾虚久泄不止、白带过多及肺虚之久咳久喘、肾虚遗精带下尿频等收摄不住可用之。

（2）消渴气阴两虚者、肺肾两虚可用之。

（3）脉浮大不收、双尺空、右寸、关空可用之。

6.注意事项

大便溏泄很严重、脾虚寒冷者尽量不用生山药，可用炒山药，麸炒后养阴作用减弱，但收敛补气作用增强。

（十四）天花粉

1.性味归经

微酸涩，微苦，微寒。归肺、胃经。清热药中的清热泻火药。

2.取象

1.为瓜蒌的根茎，入地很深，向上生长而结瓜蒌。

2.在秋冬采挖，其禀秋冬之气，又禀向上走的藤之气，有向上的作用。

3.脉应及气机变化

服食后气机先微收敛，以右脉为主向下潜降，入中、深层，然后向上升、开散，把深层阴邪化成阴精，向上布散，双脉向上升腾，以右脉为主。

4.热成像断层扫描图像分析

脐温在下降，后背命门在升高，潜到深层，再向外上走。

5.功效主治

清热泻火，生津止渴，排脓消肿。

（1）右寸、关浮大有力、尺脉沉而不起者可用之。

（2）右脉深层、尺部痰浊盛，气机不升、脉体不充可用之。

（十五）炒山药

1.性味归经

味甘、涩，性温燥，归脾、肺、肾经。补虚药中的补气药。

2.脉应及气机变化

服食该药后，双脉开始蓬勃，气机温散、升腾，然后脉体变充实，脉体收敛，尤以右关、尺充盈。

3.热成像断层扫描图像分析

（1）脐温开始下降，燥性蓬勃，气机向上、向外透发。

（2）命门温度提升，向后透发。

4.功效主治

补益中气、收敛止泻。

（1）脾胃虚寒、肠虚泄泻可用之。

（2）右关、尺空大不收可用之。

（十六）吴茱萸

1.性味归经

味苦，辛，性温热，有小毒，归肝、脾、肾、胃经。温里药。

2.取象

（1）成熟的种子，向上生长，气味俱厚，气厚则升，味厚则降，阳中有阴，可升可降。

（2）呈均衡的五角形，五个角有涡旋之力，每个角深层藏着一粒微发红的种子。

（3）质不重，在夏季火盛时生，到秋季收敛时成为果实。

（4）吴茱萸是闭着口长的，透表的力量不强。

3.脉应及气机变化

服食后双脉降下，开散，脉体紧张度降低，以右脉为主，入中、深层涡旋开散，开始向上升发，深层寒湿、瘀血减少，脉变清透，然后气机向上升发。

4.热成像断层扫描图像分析

脐温升高。

5.功效主治

温中下气，散寒止痛，降逆止呕，助阳止泻，祛风邪。

（1）脉从寸向尺流通不畅、脉体紧张度高，或左脉弦、欠向上升可用之。

（2）厥阴头痛、寒疝腹痛、寒湿脚气、经行腹痛、胃脘胀痛、呕吐吞酸、五更泻可用之。

6.注意事项

（1）吴茱萸辛热燥烈，容易耗气动火，不可久服，阴虚有热不可用。

（2）孕妇慎用。

（十七）莱菔子（生用）

1.性味归经

味辛，甘。归肺、脾、胃经。消食药。

2.取象

（1）即萝卜籽，种子，向下走，入深层。

（2）夏季采摘，其外面是一层薄薄的红皮，辛性，有发散升散之气。然其气薄，其味厚，质沉，向下。

（3）里面之籽儿充盈，且有柔润性的油性，故其可消积化痰气，润下通便。

3.脉应及气机变化

（1）主要作用于右脉，右寸、关，边降边开。服后右关空。不补体。

（2）向下降，主要从脾、胃经向下降，降气又可化痰，把肺气降下去，降逆。

（3）边降边开，有破斧开山之功，向下之力非常强大，主要作用到右脉尤其右寸、关。

4.热成像断层扫描图像分析

脐温均下降，其下行的力量大。

5.功效及应用

降气化痰、行积消食。

（1）右关脉濡、浊、黏、滑，黏滞不下、寸脉不开不降可用之。

（2）对饮食停滞、胃反胀痛、大便秘结、积滞泻痢可用之。

（3）痰壅气逆、咳嗽痰多、胸闷不舒可用之。

（十八）女贞子

1.性味归经

味苦、甜，性寒凉。入肝、肾经。补虚药中的补阴药。

2.取象

（1）其为果实，色黑红，象肾，果实外为收敛纹路，内有心，有仁，质较松软。

（2）采摘在冬季，秉冬季收敛之气。黑入肾，红入血份，入肝、肾经深层。

3.脉应及气机变化

整体寸、关是潜降的，尤其右寸、关，寒主收敛，整体脉象是紧张，往里收的，败深层火象。收到最深层后，双尺脉，尤其左尺，能量聚起来，取其象，似小球里包着东西，将能量聚在双尺。

4.热成像断层扫描图像分析

（1）脐温降低。

（2）从身体的正面和后面来看，全身外面的能量在下降，能量在向里收。

5.功效主治

滋阴补肾。

（1）肝肾阴虚、眩晕耳鸣、腰膝酸软、须发早白、目暗不明、内热消渴、骨蒸潮热可用之。

（2）双关、尺火势盛、深层空可用之。

（十九）肉苁蓉

1.性味归经

味甘、咸，性温。归肾、大肠经。补虚药中的补阳药。

2.取象

（1）秋季冻土前出土，取春夏季温热之气。

（2）肉重质沉，且是茎，有向下潜并流通之象。

（3）入口偏干、黏腻、质重。

3.脉应及气机变化

服食后气机先收向下，双脉潜到深层开始流通，又开始升腾。逐渐开始共振。流通性强，补体的作用并不强。边补边流通。

4.热成像断层扫描图像分析

（1）脐温逐渐的增高。

（2）能量填充到下面，热量逐渐在升高。

5.功效主治

补肾阳，益精血，润肠通便。

（1）肾阳不足、精血亏虚、阳痿不孕、腰膝酸软、筋骨无力可用之。

（2）肠燥便秘可用之。

6.注意事项

阴虚火旺、大便溏泻、胃肠实热及大便秘结者勿用。

（二十）乌梅炭

1.性味归经

味酸、涩，平。入肝、脾、肺、大肠经。收涩药中的敛肺涩肠药。

2.取象

（1）为蔷薇科植物梅的近成熟果实，肉皱缩，核硬，厚，内有种仁。质沉、味酸涩、肉皱缩均为收敛之象。

（2）酸入肝，乌梅可深入肝经。

3.脉应及气机变化

双脉收敛，从皮向里向内收，主要作用于右脉，左脉也有一定作用，最后右脉非常弦细。

4.功效主治

敛肺止咳，涩肠止泻，安蛔止痛，生津止渴。

（1）肺虚久咳少痰、干咳无痰可用之。

（2）久泻、久痢可用之。

（3）蛔厥腹痛、呕吐可用之。

（4）虚热消渴可用之。

（5）见于脉濡软无形而不收、以右脉为主可用之。

5.热成像断层扫描图像分析

外面能量向里收，脐温在升高。

6.不同用法

乌梅分生用、炒炭、乌梅肉、醋制乌梅。生用生津止渴、敛肺止咳，虚热消渴用之；乌梅炭偏于收敛止血，崩漏便血的一般用炒乌梅炭；加强乌梅酸收作用可用醋制。

（二十一）川续断

1.性味归经

味辛、性温，归肝、肾经。又称川断，主产于四川。补虚药中的补阳药。

2.取象

（1）其为干燥根茎，质硬，外包裹纹路样的红色厚外皮，里面色白，有筋骨之象。

（2）其辛温流通，可活血祛瘀，续筋疗伤，兼顾体用，但是流通性强，大于补体作用。

3.脉应及气机变化

服食后气机下行，然后双脉开始浮起，以左脉盛，脉体较前充盈，双寸浮起。

4.热成像断层扫描图像分析

脐温值升高，能量聚在下丹田。

5.功效主治

补肝肾，强筋骨，续折伤，止崩漏。

（1）肝肾不足的腰膝酸软、风湿痹痛可用之。

（2）跌扑损伤、金伤骨折可用之。

（3）肝肾不足的崩漏、经多、胎漏下血、胎动不安可用之。

（4）脉右寸、左寸不起，体不足或左脉不升腾可用之。

（二十二）山茱萸（酒制）

1.性味归经

味酸微苦，性温微燥，归肝、肾经。收涩药中的固精缩尿止带药。

2.取象

（1）为成熟的果实，在秋末和冬初果皮变红之时采收，因其禀夏之温热及秋收冬初之收敛的特性，故其能放能收，既有酸收的作用又有辛散的作用。

（2）酸涩，可收敛，入肝，入深层，主入左脉。

（3）其色黑红，入血分，其内里有些许肉，故可补体。

（4）该药补体作用不强，主要是靠酸收的作用把能量收住，从而使脉体变充盈。

3.脉应及气机变化

服食后双脉气机收敛，以左脉为甚，收入肝层。

4.热成像断层扫描图像分析

整体能量往里收。

5.功效主治

补益肝肾，收涩固脱。平补阴阳的要药。

（1）头晕耳鸣、腰膝酸软、阳痿、遗精、滑精、尿频可用之。

（2）由于脉体虚而导致冲任不固的月经过多、崩漏带下可用之。

（3）元气虚脱、大汗虚脱可用之。

（4）肝肾阴虚内热引起的内热消渴症可用之。

（5）左脉浮大不收、深层空虚可用之。

（6）由于气机出得过多导致肝、肾亏虚可用之。

6.注意事项

有湿热、小便淋涩者不宜用。

（二十三）麦冬

1.性味归经

味甘，微苦，性寒，归心、肺、胃经。补虚药中的补阴药。

2.取象

（1）麦冬是干燥的根块，晶莹透亮，黄白，质沉致密，向内向下走，有向里收敛之象。

（2）其晶莹柔润，有补阴液的作用。

3.脉应及气机变化

服食后先入右脉，尤其右关，脉收敛潜降，脉体的紧张度升高。脉体里面的气血逐渐充盈，右关充盈圆润，左脉也逐渐地变充盈。

4.热成像断层扫描图像分析

脐温升高，麦冬向里填充能量，偏于补体。

5.功效主治

养阴润肺，益胃生津，清心除烦。入于中焦。

（1）对肺燥、虚劳咳嗽、喉痹、胃阴不足、津伤口渴、内热消渴、肠燥便秘及热扰心营、心烦失眠可用之。

（2）右关空有火象，可用之。

（二十四）北沙参

1.性味归经

甘，苦，寒。归肺、胃经。补虚药中的补阴药。

2.取象

（1）色黄入脾，入中焦，白入上焦入肺。

（2）有一种晶莹透亮之象，像痰象，同气相感，故沙参的晶莹透亮之气之外，又有一股润气，阴液之气。

（3）甘润寒苦之象，既补肺阴又能清热。

3.脉应及气机变化

入右寸、关升腾，尤其右寸，使其充盈共振；同时也升腾左脉，右脉为主。

4.功效主治

养阴清肺，益胃生津。

（1）对肺热燥咳、咽干咽痒、虚劳咳嗽、痰中带血可用之。

（2）对于胃阴不足、胃阴虚有热而致口干喜饮、大便秘结、饥不欲食者，见舌红少津、舌苔光剥、无苔者胃脘隐痛、嘈杂，热伤阴液可用之。

（3）右寸、关空虚，有浮火，升腾不利之象，可用之。

5.鉴别应用

北沙参与麦冬，二者皆有滋阴之功，然麦冬滋阴，是往下收敛，往里面填充的多，而沙参滋阴，是从里面填补着向上向外升腾，它有一种蓬勃的力量。

（二十五）淫羊藿

1.性味归经

味辛甘、性温，归肝、肾经。补虚药中的补阳药。

2.取象

淫羊藿是叶子像皮革帆布一样。

3.来源小故事

南梁时期陶弘景在山中行走，有放羊的人跟他说：我们这儿有种叶子，羊吃了就发情，所以他就关注了此药。（陶弘景：茅山道士，是茅山派的代表，他是道教的，通晓儒释道。山东宰相，三十六岁辞官不做在山里去修道。他一生总结了七百三十味药，游遍大川）。

4.脉应及气机变化

（1）蓬勃双脉，以左脉为主。最后左脉深层共振性增强，脉呈平和之象。

（2）因其像皮革帆布，服食后先从脉形上造了个帆布小屋子，把气机包起来，能量不耗散就能共振交感化生精血、元气。以用（升降出入）生体，不是纯补体。

5.功效主治

补肾壮阳，祛风除湿。

对于体虚、脉体不蓬勃、寒湿体质者，脉濡软无形、左脉左关、尺气机蓬勃不开、不能升者可用之。

（二十六）黄连

1.性味归经

味苦，寒。归心、脾、胃、胆、大肠经。清热药中的清热燥湿药。

2.取象

（1）为干燥根茎，分味连（川连）、雅连、云连，主产于四川、云南、湖北。

（2）味连就是鸡爪黄连，一般生用。红皮、黄心，有毛须，放射之象，它的气机可向上向外升散。

（3）为根茎，有苦肃降和寒收敛之性，故能使气机向下向内收敛。

（4）质沉、硬，凝聚力强，对体有轻微补益作用。

3.脉应及气机变化

（1）服食前脉形紧张度增高，来势很盛，服食后脉变空，里面整体火势变弱，湿、浊之气减轻，右关变得清透。

（2）右关汇聚成一个小球，象真阳小球一样，且中层有一种圆润之象，这是它色黄补脾之性，质沉、质硬凝聚力强。

（3）此药体用兼顾，既升散，又补体，体虚之人亦可用。主要是入右关，既潜降又能向上下内外清泄，能透到体表，还能向下潜火，左寸有一定的作用。

4.功效主治

清热泻火、燥湿。

（1）目赤肿痛、心火旺、痈肿疔疮可用之。

（2）湿疹、湿疮、耳朵流脓，可外用。

（3）双脉滑、浊、盛、不清晰可用之。

（4）右关滑、浊、盛有来势可用之。

5.功效鉴别

（1）姜黄连（生姜汁炙）可清胃热，和胃止呕。多用治寒热互结，湿热中阻，痞满呕吐，生姜热、辛散又开又止呕，黄连偏寒清降火，寒热搏结痞满用它最好。

（2）吴茱萸入肝经，散寒止痛，降逆止呕，助阳止泻，萸黄连善疏肝和胃止呕，多用于肝胃不和之呕吐吞酸。

（二十七）熟地

1.性味归经

甘，微温，归肝、肾经。补虚药中的补血药。

2.取象

（1）熟地是玄参科草本植物地黄的根，是生地经过酒蒸之后晒干而成。把生地寒凉的特性去掉，剩下温润之性，有黏腻补血之体的作用。

（2）熟地色黑、味甜、黏腻，属于根，下行，入于血分，入于肝肾，因为熟地用酒制过，也有升腾流通之性。

3.脉应及气机变化

（1）双脉气机向下走，到双尺，然后开始升腾，左脉升腾的最甚。脉体越来越充实，然后右脉向上升腾。60分钟左右，右尺、右寸突然开始动起来，然后气机又开始逐渐沉敛，这时和住了，脉体整体很充实，但是最明显的还是左尺和右寸，也就是说洛书的二八相交之机。

（2）熟地不但可以流通左脉，而且可以使左尺和右寸共振。

4.功效主治

补血滋阴，益精填髓。

（1）血虚萎黄、心悸怔忡、月经不调、崩漏下血可用之。

（2）肝肾阴虚、腰膝酸软、骨蒸盗汗遗精、内热消渴可用之。

（3）肝肾不足、精血亏虚、眩晕耳鸣、须发早白可用之。

（4）左脉关、尺弦、弱无力，体不足，右寸沉弱无力、空可用之。

5.注意事项

熟地入口有甘甜黏腻感，故痰多腹胀，食少便溏慎用。如需重用、久用可以配合陈皮、砂仁化其黏腻之性。

（二十八）制何首乌

1.性味归经

甘、微苦，略涩，偏温。归肝、肾经。补虚药中的补血药。

2.取象

（1）质沉，性相对偏温，向上流通之性较强。

（2）用大豆汁儿炮制的，是为了加深它潜入肾经，潜到深层。

3.脉应及气机变化

（1）服食后有收敛之象，收敛沉降，从右关到右尺，填充右尺深层，流通到左尺，再从左尺流通到左寸，又可右尺直接与左寸感应共振，即洛书四六相交之机，使双脉来势充盈、圆润，脉体的紧张度变得很圆润、通透，脉逐渐变清透，浊气减少。对右脉也有一定的补体作用。

（2）服食后腹部开始温热、充盈从腹部向下流通。

4.功效主治

补虚药中的补血药。

（1）症见血虚萎黄、眩晕耳鸣、须发早白、腰膝酸软、肢体麻木、崩漏带下可用之。

（2）左脉体空、虚大不收，不能向上流通可用之。

5.注意事项

痰湿较重者不宜用制何首乌，大便溏泄者不宜用生何首乌。

（二十九）龙胆草

1.性味归经

苦、寒，归肝、胆经。清热药中的清热燥湿药。

2.取象

根入药，非常弦细，收敛。外面都是槽儿向里佐着，像肝弦之象，外面微微发褐色或者棕红色。皮发黄，但是中间芯发白色，芯微有点空相。

3.脉应及气机变化

（1）因为是根茎，所以服食后向下走的厉害，一直钻得肝经的深层，甚至到最深层肾经。往里收潜相火、胆火，并使深层湿、浊、火象消退，脉变清透。如果肝火郁着，弦、细、沉出不来，它钻到里面，从里向外升散。这个药没有补体的作用，主要是以用（升降出入）为主。

（2）收双脉，以左脉为主。尤其是关、尺深层的湿、浊、火象消退得非常明显，气机的共振蓬勃使脉体变清透、圆润，主要作用于左脉。

4.热成像断层扫描图像分析

脐温降低。

5.功效主治

清热燥湿、泻肝胆火。

（1）湿热的黄疸、阴肿、阴痒、带下、湿疹瘙痒可用之。

（2）左脉关、尺深层有湿、浊、火象，脉郁而不透或浮大不降可用之。

6.注意事项

脾胃虚寒、阴虚津伤者慎用。

（三十）炙甘草

1.性味归经

甘，平，归心、肺、脾、胃经。补虚药中的补气药。

2.取象

（1）根茎，棕红色外皮包裹，淡黄色内芯。质密，有向四周放射的涡旋之状，故可收潜，并向四周涡旋的作用。

（2）其味甜，色黄，入脾，入中焦，入右关，右脉圆润通透。

3.脉应及气机变化

（1）服食后入于右脉，右关变充盈，然后双脉开始充盈通透，最终上下共振圆润。

（2）蜜润向外开散，脉体变大，甘草缓急，使脉体紧张度变低。

（3）服用之后，脉见黏滞之象，右关相对来说充盈，但有开散之象，散完之后脉体微变空。

（4）服药过程最后，脉气开始收敛，向中间凝聚，脉体舒缓，紧张度已经散开，右关变充实，最终平和。

4.热成像断层扫描图像分析

由外向内聚，中焦的能量是升高的。

5.功效主治

补脾益气。

（1）心气不足、心悸气短、结带脉可用之。

（2）生甘草清热解毒，祛痰止咳，缓急止痛，调和诸药，臃肿疮毒、咽喉肿痛可用之。

（3）胃脘、四肢挛急疼痛可用之。

（4）脉体紧张度高、右关脉大而空可用之。

6.注意事项

对壅滞的，湿盛的，水肿的不宜用，大量甘草可导致水钠潴留引起浮肿。

十八反：藻戟芫花俱战草。

（三十一）杜仲

1.性味归经

苦、甘、温。归肝、肾经。补虚药中的补阳药。

2.取象

（1）其用为皮，较沉，里面有层拉丝的白膜，此白膜有筋之象，味苦，可向下沉潜。

（2）性温，膜又类帐篷，像个保护层，故又能向外开、膨胀、固护卫气。

3.脉应及气机变化

（1）服食后脉蓬勃，共振起来，但此药补体作用不是很强，它用温散的特性蓬起来补充了阳气，加上里面共振产生这种精阳对补体有一定作用，但以温散为主，然后里面能量在向外散失，里面变空，但脉形还是蓬勃圆润的。

（2）既能潜降又可向外温散、膨胀。作用到关、尺，主要是左尺部。

4.热成像断层扫描图像分析

脐温微降，后命门下潜外开，所以双下肢会温热。

5.功效主治

（1）左尺沉或弦敛不开，无力、膨不起来、不能内外共振可用之。

（2）腰部空虚，脉濡软无形或弦敛无形，里面没有能量蓬勃不起来，亦可用之。

6.不同用法

（1）盐水炙后质沉，向下潜入肾的力量增强。

（2）炒用破坏其胶质，有利于有效成分煎出，比生用效果好，这是从化学角度说的，实际炒用增加其温性，增加一种蓬勃之象、共振；收是收摄，即是固护，潜是气机向下潜降，开是温散的蓬勃之性。

（三十二）海螵蛸（乌贼骨）

1.性味归经

咸、涩，微温。归肝、肾经。收涩药中的固精缩尿止带药。

2.取象

（1）海螵蛸即乌贼骨，多生用。乌贼骨也是墨斗鱼身上的骨头，此骨头长在内脏里面，外面包着一层肉，它在躯干的里面包着，是内脏的内壳，禀内脏中焦之气，入脾、胃经。

（2）乌贼生长在大海深处，骨头泡在咸海水里面，咸入肾，禀深层的海水之气能入深层，所以入肾经。

（3）此骨头两头尖，上面隆起，所以能上又能下。

（4）外面是最硬的壳，里面这层东西是质松软的，可碎成粉状（体轻质松，易折断，断面粉质），较其他骨头质软，较软组织硬，一层一层的里面有孔，像吸水的硬海绵，能粘在舌上，很涩，有收摄作用。

（5）乌贼是吃肉的动物，它可以跟抹香鲸抢食物，特霸道，遇到危险时吐黑墨跑掉，这黑墨就存在体内，是吃进的东西慢慢转化的，所以它化肉的能力很强，能化湿浊、痰浊、瘀血。

3.脉应及气机变化

（1）服用后气机先是收敛潜降，先收到右关，再潜到右脉深层，潜下去后逐渐脉向上向外蓬勃以右脉为甚；脉中湿浊、粘浊开始减少，上下内外通透，然后上下涤荡元气就透出来了，脉中开始变空、无力。

（2）它没有补体作用，中、下焦有痰湿、痰浊、黏腻可用之，但要把控正和邪的关系。

4.热成像断层扫描图像分析

下面、前面、后面、外面能量增高，实际是体内能量散出来了，脐温、命门温度降低。

5.功效主治

固精止带，收敛止血，制酸止痛，收湿敛疮。

（1）崩漏、吐血、衄血、便血及外伤出血可用之。内出血的内服，外出血的研成末外敷。

（2）对遗精、滑精、赤白带下可用之。

（3）胃酸过多可用之。

（4）湿疹、湿疮、溃疡不收敛可用之，可外用。

（5）右关、尺浊粘不化、脉浮大不收可用之。

6.经验

张锡纯用海螵蛸、茜草，龙骨、牡蛎治疗崩漏不止，加点黄芪、山萸肉收敛补气，效果很好，张锡纯说海螵蛸可能有破癥瘕积聚、抗肿瘤的作用，但是不敢确定。那破癥瘕积聚从哪破呢？实际癥瘕积聚、肿瘤就是深层痰浊、痰、湿伴着瘀血和风动引起的相火相搏，痰浊和相火搏结的时候把它们两个分开，病情就稳定了。乌贼骨进去就是吸敛湿气，收敛化邪，脉中得变清透，痰浊、湿浊减少，间接对癥瘕肿瘤有作用。治疗子宫内膜异位症，妇科出血，效果奇好。

（三十三）砂仁米（国产）

1.性味归经

性温，味辛，入脾、胃、肾经。化湿药。

2.取象

（1）砂仁米为阳春砂干燥果实，里仁由对立呈三角形的三块组成，每块皆有五到九个颗粒，三生万物，则砂仁生元气、生精阳。

（2）其仁是相抱的，有收敛之象，因其有温散之气，气芳香，质沉，可引火归元。涡旋化湿时散火气，收虚大之势。气机浮越不降的，右尺虚大的可用，右尺虚大之火亦可用。

（3）砂仁壳温散、开之力强，潜降不到深层，带壳砂仁进入人体后先开再潜再开，质沉，能潜到深层化开。

3.脉应及气机变化

服食后有沉敛之势，以潜降右脉为主，把能量收到尺部，久煎向深层潜，用其温热芳香之气，入里涡旋化湿，湿、浊化掉，气机变的清透。但能量耗散，脉中有空象，逐渐正气交合，脉开始变收敛，充实圆润，逐渐气机又向上升散，圆融充和的流通，以右脉为主。

4.热成像断层扫描图像分析

脐温升高，右尺、右关能量偏高。

5.功效及主治

化湿开胃，温阳理气，止泻安胎。

（1）湿浊中阻、脘脾不饥可用之。宜后下。

（2）脾胃虚寒、呕吐泄泻可用之。可正常煎煮。

（3）对妊娠恶阻、胎动不安可用之。要先煎。

（4）脉右关、尺濡浊、共振差可用之。

6.注意事项

阴虚血燥者不宜用。

（三十四）防风

1.性味归经

性温，味辛、甘微苦，归膀胱、肝、脾经。解表药中的发散风寒药。

2.取象

（1）入药部位是根，切片生用，防风的外皮有向里收敛之象，里面一圈圈的，有涡旋之象，向四周放射，气机向外上运行。

（2）质虽松软，但味较气厚，气机有向下行之势。

3.脉应及气机变化

先向下潜，双脉体紧张度增高，脉体变细，向里收敛，气机变柔和，脉势变缓。潜下去后开始从双脉中、深层涡旋蓬勃而升。双脉向寸部整体升腾，来势变盛，尽管气机整体升腾，但脉体仍然是收敛的，是一种舒缓、充盈、柔润的紧张之象，然后涡旋之力逐渐减轻，脉体中的能量也被逐渐散掉，脉体变得相对柔和，稍显不足，但以柔润为主。

4.功效主治

祛风解表，胜湿止痛、止痉。

（1）风湿痹痛可用之。

（2）各种瘾疹瘙痒可用之。

（3）腹痛、寒泄及脾虚湿盛、清阳不升导致的泄泻可用之。

（4）双脉浮、弦、紧不开者可用之。

5.注意事项

其性偏温，阴血亏虚，热病动风者不宜使用。

（三十五）升麻

1.性味归经

性寒，味甘，归肺、脾、胃、大肠经。解表药中的发散风热药。

2.取象

以根茎入药，质较轻薄，外面黑褐色，里面中空，呈涡轮状。《神农本草经》说"常考凡物，纹如车轮者，皆有升转循环之功"，凡有这种纹路，像车轮一样，且有向外辐射状的药物，皆有升散之功，尤其以升麻质更空，故升散之力更强。

3.脉应及气机变化

（1）可使双脉向上升散，以入右脉为主，尤其是从中、深层，从右尺向上开始升。主要升右脉，升右寸。

（2）升麻是涡旋升散，补体作用不强，对气血之体耗散较多，用时注意补体。

4.功效主治

发表透疹，清热解毒，升举阳气。

（1）对于各种热毒所致的病症可用之。

（2）中气不足，气虚下陷所致的胃脘重坠、肿胀，食少、倦怠及久泻脱肛、子宫脱垂、肾下垂等脏器脱垂及崩漏下血可用之。

（3）有风热感冒、症见发热头疼可用之。

（4）麻疹不透可用之。

（5）对于口齿疼痛、口腔溃疡、口疮、咽喉肿痛、痒肿发斑可用之。

（6）右脉从尺到寸升不畅、整体来势不足、脉弦郁不开可用之。

5.不同用法

清热解毒、发表透疹宜生用，升阳举馅宜炙用。

6. 注意事项

麻疹已透出，里面阴虚火旺，以及阴虚阳亢的，忌再用。

7. 升麻与柴胡鉴别

柴胡入口，味儿辛，微甘，微苦，性微寒。柴胡，升举一般走左脉。柴胡先收敛，因为它是根茎，且苦寒可向下潜，潜之功可使双脉都开始收敛，紧张度微变高，向下潜降，随后开始涡旋，向上升。而升麻，可使双脉都向上升，但脉体紧张度却在逐渐变低，且以入右脉为主，尤其是从中、深层，由下从右尺向上开始升。且是涡旋升散，散体的作用大，逐渐使脉体变空，最终散空以后逐渐再升腾起来。

张锡纯的"升陷汤"就是用的升麻、葛根、柴胡、黄芪、升麻、葛根、黄芪升右脉，柴胡升左脉。

（三十六）菊花

1. 性味归经

味苦、微甘，性微寒，归肺、肝经。解表药中的发散风热药。

2. 取象

（1）尝服药物为黄菊花，菊科植物菊的干燥头状花序，秋天采摘，阴干后生用，根据地理位置不同分为亳菊、滁菊、贡菊、杭菊、亳菊和滁菊品质最优，按颜色分为黄菊花和白菊花。黄菊花偏于疏散风热，白菊花偏于平肝明目。

（2）菊花在秋季禀金秋之气，有辛凉收敛之性，收敛潜降收摄之气，故有向下潜降收敛的作用。菊花先升后降，能升能降，升就是散热，开散之性，降就是清热，潜降之性。

3.脉应及气机变化

服后气机先向上升发蓬勃，双脉来势很盛，双寸开始浮起，向上蓬勃升发，由于升发之气很足，所以脉体紧张度也在升高，脉体变充盈。然后开始潜降，先是右寸到右关都跟着潜降下去，然后左寸、左关潜降，最终双寸伏下，气机向下潜降为主，体内气机开始减弱，脉体变得空不足。

4.功效主治

疏散风热，平抑肝阳，清肝明目，清热解毒。

（1）风热感冒、温病初起可用之。

（2）肝阳上亢、头痛眩晕可用之。

（3）目赤肿痛、眼目昏花可用之。

（4）对双寸脉浮弦有力、来势盛急可用之。

（5）脉浮弦、火势盛、郁而不出、来势急可用之。

（6）对疮疡肿痛可用之。

（三十七）葛根

1.性味归经

甘，辛凉，归脾、胃、肺经。解表药中的发散风热药。

2.取象

（1）为野葛根或干葛根藤的根，粉葛根偏于滋阴，柴葛根偏于解表。

（2）质轻浮，辛凉，辛凉解表，发散风热。

（3）质地蓬松，内里条纹直，上下通透，藤，升发之气，质轻，潜的力量小。有辛开之性，注意补体。

3.脉应及气机变化

双脉向上升发开散，脉体紧张度变舒缓，脉体变空，以右脉为主。

4.功效主治

解肌退热，生津止渴，透疹，升阳止泻，通经活络，解酒毒。

（1）外感发热头痛、项背强痛可用之。

（2）热邪热痢、脾胃泄泻可用之。

（3）右脉空大不收、深层气机不能向上流通可用之。

5.用法

多生用，升阳止泻宜煨用。

（三十八）羌活

1.性味归经

辛温，微苦，归膀胱、肾经，解表药中的发散风寒药。

2.取象

（1）入药部位为干燥根茎和根，向下潜降。

（2）芯空，像涡轮，芯空向四周放射，呈涡轮状，一层一层，故有涡旋升散之象。

（3）外有质硬皮包里，质轻浮，外皮质硬收敛，双脉气机皆向下收敛。

3.脉应及气机变化

先向内收，脉体紧张度增高，后开始涡旋升发，在里上下涡旋，双脉向上升腾，气机入里、入下焦，再向上蓬勃，上下流通，脉升腾，气机以开散为主，向上向外。

4.功效主治

解表散寒，祛风除湿止痛。

（1）风寒感冒、头项强痛可用之。

（2）双脉弦、紧不开，尤以左脉弦、紧不开可用之。

5.注意事项

羌活辛温燥烈，阴血亏虚的慎用。胃肠虚弱的慎用，会引起呕吐。

（三十九）桂枝芯（去皮桂枝）

1.性味归经

辛、微甘，温。

2.取象

（1）桂枝外包着一层红皮，芯色白质硬，髓部色红松软，如果带着皮，红皮性温，有挥发油辛散，所以气机升发。

（2）去掉皮的话，它里面是质沉的白芯，实际是一种收敛之象，真阴收摄之力。

（3）中间芯是红的，质软，性温，在深层上下流通。

3.脉应及气机变化

服食后脉先向下潜降，把外面火气潜到中、深层，双脉都在潜降收敛，脉体紧张度较前舒缓柔和，收到深层以后从中、深层开始上下流通，但透发不到表。

5.功效主治

参看桂枝。

《伤寒论》中"桂枝汤"的是去皮桂枝，和白芍向下收敛潜降，然后用生姜和啜热稀粥透发解表，真阳与真阴交感和合，混元和一。张仲景用的是"去皮桂枝"，现在"去皮桂枝"药典没有单独入药，我们用桂枝替代，可以先煎，煎时间长一点把挥发油去掉，取它的潜降和温热流通之性。久煎桂枝芯尽管先潜降气机，但桂枝芯还是温性的，后在中、深层仍向上流通，但透发不到表。后人用桂枝温阳解表时，煎煮时间减少，取桂枝皮向上透发解表之作用，效果也非常好。

（四十）炒栀子

1.性味归经

性寒、味苦，归心、肺、三焦经。清热药中清热泻火药。

2.取象

（1）用药部位为栀子干燥成熟的果实，一般秋季采摘（9～11月），成熟时表皮呈金黄色。

（2）栀子皮薄，色金黄，似灯笼，多棱，内里花红质沉、质重，带黄色籽，味厚气薄。

（3）栀子可生用亦可焦用。生用多入于气分，清热泻火作用强，入的较浅；炒用多入于血分，凉血活血作用强，入的较深。

3.脉应及气机变化

双脉皆向下潜降，但以右脉为主，向深层、向下收敛、收降，后在里面涡旋开，因其气薄，皮的升腾之性，似小灯笼，开始漂起来，整体气机向上开始升发，以右脉为主，左脉也开始升发，右脉较前充实，脉体由弦紧开始变舒缓。因其没有补体的作用，胸中的火气向外开散到一定程度后，双脉逐渐变空，右脉亦开始变空，但气机仍然是有一种向上之象。

4.功效主治

清热利湿、泻火除烦、清解三焦火邪。清热凉血、利尿通淋。

（1）右脉浮大、滑盛的、寸脉不降可用之；脉沉而不起、按之实而有力亦可用之。

（2）心烦、心热，热扰不宁，三焦俱热而见高热烦躁可用之。

（3）湿热黄疸、淋症中的涩痛可用之。

（4）血热吐衄、吐血可用之。

（5）目赤肿痛、热毒疮疡可用之。

（6）生栀子粉和黄酒调和以后，外敷可治疗扭挫引起的伤痛，能消肿止痛。

（四十一）金银花

1.性味归经

甘寒，辛、苦。归肺、心、胃经，能入营分、血分。清热药中的清热解毒药。

2.简介

金银花，也叫忍冬花、双花、银花、二花。

忍冬的花蕾，在夏初时候采摘，含苞未放、细长，下面非常尖细上面是个圆头，剥开外面是白黄和发青的皮，里面有一堆向上的花蕊。它之所以叫金银花，就是它在开始的时候长的是白色后来逐渐变成黄色，有金、银二色，所以叫金银花。而又之所以称为忍冬花，是因为它夏季开花以后到秋季凋零，期间虽老视凋零掉；但新花又从中间长出来，而且它在冬天不凋零，能度过冬天故而又叫"忍冬花"。

3.取象

（1）在冬天不凋零，禀冬天的寒凉之气，药性较寒。金银花向上走的多，向下潜的少。但是它是花蕾，还没有开花，且下面又尖又细，像针尖一样又细又敛，向下钻得特别厉害，可以入深层。

（2）它是花，且正中间又有点小芯，它这小芯透着非常细，向上钻一直透发到外，透发到外后，这时候脉体就变空了，它没有补体的作用，就是一个升散作用。

4.脉应及气机变化

服食后气机先入深层去，脉体紧张度变高，然后向下潜降，潜到深层以后气机再涡旋向上向外透发，把深层营分、血分的热毒、火气宣散到外，透发到表。

5.功效及应用

清热解毒，疏散风热。

（1）风热之邪可用之。

（2）痈肿、疔疮、喉痹、丹毒可用之。

（3）风热感冒、温病发热可用之。

（4）热毒血痢可用之。

（5）双脉见洪大、数而有力，无论脉沉、浮可用之。

6.用法

疏散风热、清泻里热宜生用；因其炒成炭以后有收敛的作用且又可以钻到深层，故治疗热毒血痢宜炭炒；露剂可喝可外用，暑热烦渴可用之。

（四十二）全瓜蒌

1.性味归经

味甘、微辛，微苦寒，归胃、大肠经，清热化痰药。

2.取象

（1）全瓜蒌用成熟果实入药，金黄色的是瓜蒌皮，里面是蒌仁。

（2）全瓜蒌像挂灯笼一样向上长，取其象，向上，取其气向上开。

（3）全瓜蒌里面有这种质润的东西，润它像痰，同气相感，有化痰和补体生津的作用。

（4）全瓜蒌里面包着蒌仁，仁本身是润性的，油性大，又是种子，它往下跑，全瓜蒌味厚气薄，蒌仁重，且寒凉，再加他里面润质的瓤，有化痰的作用，服后先向下潜。

（4）全瓜蒌长得像人的乳房又像阴囊，它能下到下面去，也能开到乳房。

（5）全瓜蒌性是寒凉的，向外散里面郁的火，而且向下清火。外面的皮很致密，包得严严实实的，能润燥，向外散火，虽散但体不空。

3.脉应及气机变化

（1）最开始脉气向下潜的同时往里面补津液，所以它潜而体不空，里面越来越充实，双脉都在潜，脉中的黏浊之性增强。

（2）然后在里面涡旋润化，化里面的痰浊，阴邪和湿邪，逐渐里面越来越清透，痰浊减少，脉就较前变得空、细、敛。

（3）然后开始向上升腾，化痰湿，补阴津，然后蓬勃胸中大气。右关膈、右寸蓬勃且体充盈。

（4）最后湿浊之气减轻，但中、深层没有空，阴液流淌上下，所以它既能补津润燥，又有流通作用，最重要的是升腾。

4.功效主治

清热化痰，宽胸散结，润肠通便。

（1）痰热咳喘可用之。

（2）胸痹和结胸可用之。

（3）肺痈、肠痈、乳痈可用之。

（4）火痰的燥咳可用之。

（5）脉右寸膈部滑、粘、浊有来势可用之。

5.注意事项

（1）本品甘寒而滑、润，脾虚便溏的及寒湿痰的忌用。

（2）反乌头。十八反半蒌贝蔹芨攻乌。

（四十三）清半夏（清旱半夏）

1.性味归经

辛、温，归脾、胃、肺经。化痰止咳平喘药中的温化寒痰药。

2.取象

清半夏为白矾制过的片状，为半夏干燥根块，为根块种子，质沉，温燥。

3.脉应及气机变化

双脉皆可收敛向深层潜，以右脉为主，从右寸潜到右关、尺，后在里涡旋温散，化中、深层痰、湿，后双脉气机皆向上升发，无补体功效。

4.功效主治

燥湿化痰，降逆止呕，消痞散结。

（1）湿痰寒痰、咳嗽痰多、眩晕痰悸、风痰眩晕、痰悸头疼可用之。

（2）呕吐反胃可用之。

（3）右脉不降、濡、滑可用之。

5.不同用法

（1）法半夏用生石灰、甘草制，法半夏善于燥湿化痰。

（2）姜半夏用生姜、白矾制，降逆止呕功效好。

（3）单纯用白矾制叫清半夏。

6.注意事项

（1）半夏性温燥，心虚燥咳，燥痰的皆应慎用。

（2）本草明言十八反，半蒌贝蔹芨攻乌。

（3）生半夏有一定毒性，炮故制后应用。生半夏国家禁用，生品内服慎用。

（4）半夏分为水半夏和旱半夏，水半夏化痰力较差，降逆可。临床正品多用旱半夏。

（四十四）佛手

1.性味归经

辛、苦、酸，温，归肝、脾、胃、肺经。理气药。

2.取象

（1）佛手，芸香科植物佛手的干燥果实，一般在秋季没变黄或刚变黄时采摘，采摘后切成薄片，晒干，生用。其树有一丈多高，一开始果实在上面长然后逐渐就皮肉分离，从根上就打开，打开后就像佛的手一样张着，出来很多手指头，外皮是鲜黄色，有褶皱，里面肉是白的，没有种子。

（2）果实质沉，皮厚有褶，味厚，向下坠着，味酸、苦说明气机可向下、向内运行。

（3）佛手果实长在树上面，切开后气厚，手指张着故又可升散。

（4）有肉色白，皮厚褶皱，不容易耗散，有一定补气之体作用。

3.脉应及气机变化

（1）服食双脉逐渐向下收敛，尤以右脉甚，潜入肝层，打开肝层的弦敛，后双关、尺变充盈，双寸伏下，随后双脉都在升腾尤以右脉甚，脉形圆润、通透、柔和，最终双脉来去充和。

（2）稍有补体的作用，最后脉体仍在变空，是开散的药物，但是耗散的力量较小。

4.功效主治

疏肝解郁，理气和中，燥湿化痰。

（1）肝郁气滞及肝胃不和之胸胁肿痛、脘腹痞满可用之。

（2）脾胃气滞之脘腹胀痛、呕恶食少可用之。

（3）咳嗽痰多、胸闷可用之。

（4）右尺脉肝经深层弦、敛、涩不开可用之。

（四十五）猪苓

1.性味归经

微甘、淡，性平。归肾、膀胱经。利水渗湿药中的利水消肿药。

2.取象

为真菌猪苓干燥的菌核，为地下部分，粗大。外面是包裹一层黑褐色、质硬的皮，里面是白黄色的心瓤，紧密和皮联系，外皮有一种真阴收摄之象，像血管壁，里面松软的芽，像海绵一样。挖出来除去泥沙，干燥，切成厚片，生用。

3.脉应及气机变化

（1）双脉先向下潜，尤在右脉。因其质软的芯轻浮之性，脉整体从上到下，从内到外升腾，此时脉中变充盈、圆润，上下蓬勃。后气机又逐渐向下潜降、收敛，尤以右寸脉向深层、向下开始潜降、收，此时脉中浅、中层微微变空，寸伏下。

（2）无补体作用。

4.功效主治

利水渗湿。

（1）水肿、小便不利、泄泻、淋浊、带下可用之。

（2）右脉湿、滑、浊盛可用之。

5.猪苓与茯苓对比

茯苓平和，可补，可利，即补气，又利水渗湿。猪苓利水渗湿较茯苓强，布散水液，再排出，无补益作用。

（四十六）独活

1.性味归经

味极辛，气厚、味厚、质重，归肾、膀胱经。祛风湿药中的祛风寒湿药。

2.取象

药用部分为重齿毛当归的根，挖出后去除须根，晒干，切片用。因其药用部位为根，故其潜降之力较强。独活无补体作用，可化湿气。

3.脉应及气机变化

（1）双脉气机先向下潜降到关、尺以下，寸脉伏下。潜到最深层涡旋、辛散、辛开。脉中的湿、浊之气减弱，脉体变圆润而清透。脉管弦紧开始变舒缓，脉中气机变弱，后气机又向上升腾。

（2）独活以用（升降出入）为主，无补体作用。

4.功效主治

祛风除湿，通痹止痛，解表。

（1）双尺脉沉、弦、涩，另外深层有黏浊、湿浊之象，整体欠向下贯通，皆可用之，以左脉为主。右尺脉弦而不向上流通可用之。

（2）风寒湿痹、腰膝疼痛可用之。

（3）风寒挟湿头痛可用之。

（4）周身疼痛可用之。

（5）对风湿、皮肤瘙痒可用之（内服或外洗）。

5.独活与羌活对比

温开辛散之药多向上升，独活重在潜降，能下到深层，然后再去开，故身体下部有寒湿者可用之潜到深层向下向外开。羌活是进去后向上开。这两味药均可游走全身。

（四十七）赤芍

1.性味和归经

苦、微寒，归肝经。清热凉血药。

2.取象

（1）用药部分为根部，气机可向下潜降。

（2）苦、寒，质不轻浮，色红，且其正中间有一个芯，螺旋状的像四周放射的一种涡旋轮，芯红，故有涡旋、开散的作用，故能潜到血分，能潜入肝经。

3.脉应及气机变化

（1）气机潜进去在里面涡旋，脉体内的弦、涩减少，瘀血减轻，从里向外升开，先右脉升发，后左脉，最后双脉均升起来，脉管充盈、圆润，最终气机向下潜，但对脉管的紧张度影响不大。

（2）没有补体的作用，偏泻。总之：赤芍可走到深层潜降下去，然后开散，破深层的瘀血，走里，由里往外开散。

4.功效主治

清热凉血、散瘀止痛。

（1）对热入营血、温毒发斑、血热吐衄可用之。

（2）目赤肿痛、痈肿疮疡可用之。

（3）对肝郁胁痛、闭经痛经、癥瘕腹痛、跌扑损伤可用之。

（4）双脉见弦敛，里面弦、涩不开可用之。

5.使用注意

性寒，血寒闭经者不宜用；反藜芦，不宜与藜芦同用。

6.赤芍和白芍的区别

《伤寒论》中"芍药知母汤"及"芍药汤"，用的是白芍。白芍属于毛茛科植物芍药，开白花；赤芍是毛茛科芍药，或是川赤芍，四川赤芍的根，所以叫赤芍，开赤花；它们两个功效也是不同的。炮制方法也不同，白芍一般情况下先在水里煮，把外面的皮煮清透，然后再晾干去用，而赤芍就是生用。

（四十八）夏枯草

1.性味归经

辛、苦、寒，归肝、胆经。清热泻火药。

2.取象

（1）夏枯草干燥的果穗入药，像麦穗一样向上长，每年在9～11份入冬前种下，到夏至火最旺的时候，果穗变成棕红色时采摘，晒干生用。

（2）果穗外面花毛一圈圈摞着，每圈里面都有四粒小种子，它冬季种下，禀冬季寒凉之气而生，性寒，苦，辛散之性，到夏至时最热的时候变干枯，故叫夏枯草，它禀纯阳的热性，果穗开始往里收、变枯，把至热的至阳之气收到穗里面，它虽性寒，但里面藏着至阳之气。

（3）质轻，但穗收的很紧，把外面的阳气收在里面。

（4）外边包了一层膜，又有尖有刺，有棱，取其象可散结，上下内外通透，有破癥瘕积聚的作用。

3.脉应及气机变化

（1）服食后左脉气机在潜降，往深处收，后右脉反倒开始向上逐渐升腾，充盈，来势越来越盛，右寸脉越来越浮起，有向外开的力量。

（2）可是左脉始终不升，左脉越来越向下潜，向里收，气机越弱，但左关、尺尤其尺部逐渐地开始向外变大，变空，里面越来越清透，一些弦、涩、湿、浊之气消退，变得很清透。

（3）脉整体变得柔润舒缓，像它外面的毛这种松润之性的收、开。

（4）左以主外，右以候内，夏枯草充分体现了内外层次的阴阳。

（5）可枯外在之浊阳，引阳入阴，收进去了。左脉浮大而有力的可用之。

（6）它是寒热都有，能升、能收、能开，通达内外。

4.功效主治

（1）肝阳上亢、阴虚火旺引起的高血压的可用之。

（2）目赤肿痛、目珠夜痛、头痛晕眩可用之。

（3）对肝火上攻，头晕目眩者可用之。

（4）对瘿瘤瘰疬可用之。

（5）对乳痈、乳癖、乳房胀痛可用之。

（6）左脉浮大不潜，右脉升透可用之。

（四十九）炒白术

1.性味归经

甘、苦，温。归脾、胃经。补虚药中的补气药。

2.取象

（1）白术为干燥根茎，以浙江于潜产者最佳，称为"于术"，生白术用麸皮炒后为炒白术。

（2）炒白术质疏松，味香美，气厚，有轻发之气。

（3）其用为根茎，质沉，故可向下潜降。

3.脉应及气机变化

（1）服食后双脉向下潜降，脉体变清晰，变细变敛，但脉体紧张度并不高，是一种舒缓圆润之象，关、尺以下充盈，以右尺为甚，它潜的时间很长，约一小时，充盈下面以后向上升腾，脉体变得更加舒缓，脉中之气较前充盈，左脉也是向上升浮，但以右脉为主，关寸浮起。

（2）它潜的时候是潜到关、尺的深层，升腾时从关、寸的中层向上升。对关寸有一定补体作用，关中层向上是一种圆润充滑之象。

4.功效主治

益气健脾，燥湿利水，止汗，安胎。

（1）对右关空、无力可用之。

（2）右关虚大不收敛可用之。

（3）右脉从寸向尺流动无力、右尺无力或软涩可用之。

（4）食少腹胀、泄泻、痰饮、眩悸、水肿、带下可用之。

（5）气虚自汗可用之。

（6）脾虚胎动不安可用之。

5.注意事项

炒白术不只是向下降，气补住之后还向上升发，所以它对气虚胎动不安有一定疗效，用小量炒白术补中，中、下焦的元气向上升腾，这样就可以安胎，治疗脾虚胎动。

生白术向下潜降力大，向下通便，有向下冲的作用，把胎气给打下去，会适得其反。

（五十）白芍

1.性味归经

酸涩，微苦，性微寒，归肝、脾经。补虚药中的补血药。

2.取象

生白芍，为芍药干燥的根，以根入药，去皮，在水中煮，晒干，切薄片，生用或者清炒或酒制，后者增强温性。

3.脉应及气机变化

（1）双脉向下潜降，从浅层向下潜降到中、深层，向双关、尺潜降。双尺变充盈，双寸、关变空，双脉紧张度相对增高、变细敛。后右脉变充盈，逐渐从深层向上流通，整个右脉来势逐渐增强，体充盈；左脉逐渐潜降，寸、关变空，尺变充盈。

（2）酒制后取用升腾之性，潜降之后再升腾，使双脉流通，可防潜降之性太过。

4.功效主治

养血调经，敛阴止汗，柔肝止痛，平抑肝阳。

（1）对血虚萎黄、月经不调者可用之。

（2）自汗、盗汗可用之。

（3）胁痛、腹痛、四肢挛急疼痛可用之。

（4）阴虚血虚、筋脉失养导致的手足挛急做痛可用之。

（5）肝阳上亢、头痛眩晕可用之。

（6）左脉浮大不降者、左寸高尺低不潜降，有火势、收不进去可用之。

（7）右脉体不充、血不足可用之。

（8）左脉大、不收兼右脉空、不升可用之。

5.使用注意

（1）十八反"诸参辛芍叛藜芦"，不可和藜芦同用。

（2）阳衰虚寒慎用。

（3）对于脾胃较寒凉者宜炒用。

6.白芍与赤芍的作用区别

（1）二者皆微寒，前人说，"白补赤泻，白收赤散"，二者一白一红，在补泻，收散有不同。白芍：养血调经，敛阴止汗，平抑肝阳，收与补。赤芍：清热凉血，活血散瘀，清泻肝火，破瘀血。

（2）白芍主治血虚阴亏，肝阳偏亢。赤芍主治血热血瘀，肝火所致的诸证。

（3）白芍和赤芍皆可止痛，白芍长于养血柔肝，缓急止痛，治疗脏腑痛，肝阴不足、血虚肝旺，肝气不舒的胁痛，脘腹四肢拘挛作痛适合。赤芍长于活血祛瘀止痛，对于血滞的诸痛，又可以清热凉血，尤其对于血热瘀滞的。

（五十一）麻黄去节

1.性味归经

辛、温，微苦。归肺、膀胱经。解表药中的发散风寒药。

2.取象

（1）去节麻黄入药部分以茎为主。无补体作用，但在化浊的过程中会产生一种圆润充盈之象。

（2）麻黄有生麻黄和蜜制麻黄之分，蜜制麻黄以润肺为主。

（3）去节麻黄为麻黄茎，向上生长，取其象，有升发之性，且升发之力较强。

（4）麻黄去节茎质细，外有硬皮，皮有收摄之象；内里芯空，撕开表皮以后，内里为从正中间向上向外开散的毛质心；故其在升的同时脉形还有一种圆润的收摄之象、一种真阴之象，在一定程度上正气不会耗损太多。

（5）它有真阳的爆发之象，又有真阴的收摄之象。

（6）麻黄质细，色青，青入肝，故麻黄可入深层。

3.脉应及气机变化

（1）尝服量为10克，服食后，双脉均升，以右脉为甚。整个过程中，右脉较左脉充盈，而且右脉从寸到尺里面变得非常的圆润，类似一种补体之象，实际是它外面收摄着，元气没有丢失，产生共振，把痰气、湿浊化掉，然后正气流淌，有圆润之象。

（2）服药后双脉都在向上升腾，尤其右脉，右寸变粗变大，从深层向上、向外开，脉形变得舒缓。但开完之后，收潜之象出来，双脉开始收敛，且微微的会出现一点弦象。但随着里面向外开的力度不断地向外开散，弦象就消退了，变得圆润而舒缓。这时它的脉形仍然有一种收摄之象，但是弦象消失，从深层到外都打开，变成一种舒缓、圆润之象。

4.功效主治

发汗解表，宣肺平喘，利水消肿。

（1）对于风寒表实，束敛较厉害者，有咳喘、咳嗽、喘逆、憋着出不来的可用之。

（2）风水浮肿的风水病可用之。

（3）风邪袭表、肺失宣降的小便不利兼有表证的可用之。

（4）风寒湿痹、阴疽痰核可用之。

（5）对风寒湿所致的腰腿痛、全身痛可用之。

（6）对深层的癥瘕积聚、肿瘤可用之。

（7）脉体紧张度高、右寸束敛不开者可用之。左寸瘀滞不开、弦敛不开者也可用之。

5.注意事项

（1）麻黄的宣肺力强，表虚自汗，外面收摄力不够，阴虚盗汗，肺肾虚喘者，均当慎用。

（2）外表束敛严重者就多用；深层的痰湿重，多用。必须久煎，从而减少麻黄碱的燥性，否则会心悸。

（3）煎煮的时候，要把飘在上面的药沫去掉，这种药沫就是麻黄里面的燥性，去掉药沫后，毒副作用明显减小。

（五十二）干姜片

1.性味归经

辛、热，归脾、胃、肾、心、肺经，温里药。

2.取象

（1）气味辛重，辛辣。

（2）根块入药，入深层去显现它沉降的特性，气机向下向内潜降到中、深层。

（3）干姜色偏黄白，褐色，切开后里面是粉末，粉末里面有很多纵向的纤维状物质小毛，能向浅层，中层，深层钻着走，然后把粉末状的辛开的物质带着钻到深层，在里面涡旋完后它本原的辛开之性就出来了，向外向上透散。

（4）但它的皮是收敛包裹的，所以不像生姜气机开散的那么厉害，有相对收敛之性，但它辛开之性又很强，会把体内的能量耗散一些。

3.脉应及气机变化

气机先蓬勃，入深层后辛开温散，把痰湿、饮邪化掉，脉变得清透，气机出现上下共振圆润之象，主要走右脉到深层，对左脉同样有化湿浊、饮邪的作用，走双脉，重在右脉。

4.功效主治

温经散寒，回阳通脉，温肺化饮。

（1）对脘腹冷痛、呕吐泄泻可用之。

（2）对亡阳证、肢冷畏寒可用之。

（3）对寒饮喘咳可用之。

（4）双脉，尤其右脉中层、深层有黏浊、湿浊的濡象可用之。

（5）气机不透不散，不能升散，脉体沉、黏浊的可用之。

5.注意事项

该药辛热燥烈，阴虚内热，血热妄行的禁用。

（五十三）小茴香

1.性味归经

辛、温，归肝、肾、脾、胃经。温里药。生用或盐水制用。

2.取象

（1）为茴香的干燥成熟果实，其生长在上结为果实。

（2）为种子，故气机在下，可以潜到深层。

（3）作为成熟的果实，又禀上面的气机，所以有上下流通之气。

（4）其为种子，相对轻浮，质不重，两头尖，皮紧裹着且硬，中空，黑芯，所以有向深层钻的力度。盐水制过后增强入肾、潜入深层的作用。

3.脉应及气机变化

（1）服食后右关、尺充盈，在里面升腾，从右尺到左尺再到左寸。

（2）这时感觉颈背、小腹部温热，颈背和小腹形成洛书的四六相交，相互感应。同时右脉的气机也向上升腾，来势变盛、脉体舒缓。右寸升起，升到浅层透发，觉胸中温润之气向上升。不能完全开散透发到表层。

（3）总结：降右升左，从右寸到右尺到左寸，升腾开右脉。

4.功效主治

温肾暖肝，散寒止痛，理气和胃。

（1）寒疝腹痛、睾丸偏坠胀痛可用之。

（2）肝经受寒的少腹冷痛、冲任虚寒的痛经可用之。

（3）脘腹胀痛、食少吐泻可用之。

（4）对脉右关、尺弦、紧，而左寸偏沉用之。

（5）脉右关、寸弦细不开或右尺弦敛不开同时寸、关弦细用之。

5.注意事项

阴虚火旺者慎用。

（五十四）三棱

1.性味归经

辛，苦，平，归肝、脾经。活血化瘀药中的破血消癥药。

2.取象

（1）植物黑三棱的干燥块茎，也是它的根块，根块入药。采挖出来洗净、去皮，切成细片，生用，或醋制。

（2）醋制主要为了加强它祛瘀止痛的作用，可引药入肝经，入的偏深一些。

（3）根块，呈圆锥形，扁卵圆形，上面圆，下面尖，质坚实，像一个圆锥，质很坚实，所以有破瘀血消癥的力量。

（4）块茎，质沉，向下走的多，又有辛味、辛气，开散的力量，像锥子尖向下钻，尤其醋制后钻的更深。

（5）色白色黄，色白取其气，可入于浅层，可以入于肺，入于皮外，色黄可以入于脾，入于中层，质沉，又是圆锥状有尖，所以向深处钻的更厉害，能钻到肝经去。

（6）质很硬，破瘀血、破癥瘕积聚的力量很强，但它又有辛气，所以向下破的同时又有开散的力量。

（7）醋制后可以加强祛瘀止痛的作用。

3.脉应及气机变化

（1）服食后右脉伏下，气机向下行，右关、尺充盈，入右关、尺把弦、涩、牢不开的打开，然后向上向外升散，左脉升腾，左脉蓬勃有空象，随即右脉上下流通，左脉变空，右脉随着上下流通逐渐右脉体变空。

（2）该药主要偏于入右尺，攻邪。

4.功效主治

破血行气，消积止痛。

（1）癥瘕痞块、瘀血经闭合胸痹心痛可用之。

（2）食积气滞、脘腹胀痛可用之。

（3）右脉沉、弦、牢可用之。

5.注意事项

孕妇及经期禁用。

（五十五）莪术

1.性味归经

味辛、苦，性温。归肝、脾经。是活血化瘀药中的破血消癥药。

2.取象

莪术属于姜科植物蓬莪术、温郁金或广西莪术的干燥根茎，莪术其用为根茎，质坚实沉硬，故能向下走，入的深；而味辛、性温，又可向上向外升腾。

3.脉应及气机变化

此药主要走右脉入肝层，入深层后破癥瘕积聚、瘀血然后向上向外升腾。

4.功效主治

破血行气，消积止痛。

（1）癥瘕积聚、经闭、心腹瘀痛可用之。

（2）食积脘腹胀痛可用之。

（3）对右脉沉、弦、涩、牢可用之。

（五十六）小通草

1.性味归经

味甘淡、性微寒，归肺、胃经，属于利水渗湿药中的利水通淋药。

2.取象

它是五加科植物通脱木的干燥茎髓，用药部位为茎里面的髓。通草似脊髓，质松软、通透、色白，内里很通气。体轻，两头通，全身都是微细的毛孔，可通透上下内外，无补体的作用，有祛邪、化邪的作用。

3.脉应及气机变化

（1）服药后，双脉向上蓬勃，逐渐潜降，双脉向下伏下，以右脉为主，脉体逐渐充盈，之后脉体逐渐收敛最后又开散，脉体变细。

（2）因为它的茎是从下到上的，故双脉向上蓬勃，后又开始逐渐潜降，双脉都向下伏下，以右脉为主，伏下以后，脉体逐渐开始收敛，右脉内里逐渐变充盈，开始蓬勃，脉体圆润，脉体紧张度柔和，然后通草在里面开始上下内外通透流通，逐渐从深层开始向上、向外开散，以右脉为主，左脉也开散。最终脉体里的湿浊之气减轻，脉体变通透，脉中气机减弱，脉体整体收敛变细。

4.功效主治

（1）湿热、淋症、水肿尿少可用之。

（2）热淋小便不通可用之。同时水肿尿少、水湿停蓄的水肿可用之，用米汤送服。

（3）产后乳汁不畅或不下可用之。

（4）湿温初起、暑温夹湿、头热、恶寒身痛、肢体倦怠、胸闷不羁、午后身热可用之。

（5）脉中有郁火、痰火、湿气、浊气可用之。

5.注意事项

孕妇慎用。

（五十七）阿胶

1.性味归经

性平，偏温，味甘。补虚药中的补血药。

2.取象

阿胶是用驴皮熬制，正宗的东阿阿胶工艺非常精密，几十道工序制作完成。在古时候，熬制阿胶，把驴用鞭子活活抽死，身体的血整个灌到驴皮里，熬出来的阿胶补血的力度相对比现代的阿胶强。现在熬阿胶，剥掉皮以后，泡七天七夜，把驴毛退掉，再放在东阿井水里泡。东阿井，山东济水，至阴，潜阳，重镇水，阴性收摄力特别强。另外东阿还有股水流是阳水，在这里相交。阳水的起点，阴水起点，正好阴阳相交的地方，两个极。阴中有阳，阳中有阴。冬至，合天地至阴至阳、阴阳转换之气，阴之极的时候熬出来的是最好的。

3.脉应及气机变化

服食后脉体通透、共振柔润，真阴真阳共振，脉形变得有形，束敛，紧张度增高，双脉变充盈通透，充盈以后向上向外蓬勃为主，最后做用到寸部去，以右脉为主。

4.功效主治

补血滋阴润燥，收摄真阴。

（1）燥有虚火、阴虚血虚可用之。

（2）补血止血可用之。

（3）双脉体濡软无形、真阴收摄之力不足且脉体空虚可用之。

（五十八）补骨脂

1.性味归经

味辛、微苦、涩，归肾、脾经。补虚药中的补阳药。

2.取象

（1）为果实、种子，外面黏腻黑皮包里，内为淡黄色的心，里面质沉硬，似肾，黑色入肾，又为种子，同气相感，其气机向下，入肾，入深层。

（2）色黄又可入脾、入中焦。果实长在树身中间，气机向上升发的时候长出，且其树生长在向阳，地势高，燥，排水好的坡地或荒地里，又有升发之气。

3.脉应及气机变化

服食后脉体微收敛，紧张度增高。腰背颈部开始发热，温热散后，此时其主要是向下潜，向里收，左尺脉变得充实、冲和。

4.热成像断层扫描图像分析

皮外温度升高，为里面温度向外散，后外围温度降低，散完向里下潜降，降到中、下焦，故其双手足、腰部均温热。

5.功效主治

补肾壮阳，固精缩尿，温脾止泻，纳气平喘。

（1）畏寒、唾液多可用之。

（2）肾阳虚的五更泻可用之。

（3）左尺脉空无力可用之。

（五十九）黄檗

1.性味归经

色黄、味极苦、性寒，归肾、膀胱经，清热药中的清热燥湿药。

2.取象

（1）用药部分为黄皮树的内皮，从上到下都可用，且该树皮是从上到下整体贯通的，树龄均在十年以上。

（2）该树皮质硬，气味均厚，既能升又能降，同时还可通透内外。

（3）树皮在外，故能向外透发。

（4）为用（升降出入）药，无补体作用。可耗伤正气，对命门中的阳气有耗散作用。

3.脉应及气机变化

双脉气机潜降，以右脉为主，潜降到一定程度后，左脉也随之收敛、潜降。同时可向外整体透发，最终作用到双尺，尤其以右尺为甚，双尺深层来势减弱。

4.功效主治

清热燥湿、泻火解毒、除骨蒸。

（1）湿热泻痢、黄疸、尿赤、带下阴痒、热涩淋痛、脚气、痿软可用之。

（2）骨蒸劳热、盗汗遗精可用之。

（3）湿疹、湿疮、疮疡肿痛可用之。

（4）脉双尺浮、大、滑、浊，有火势可用之。

5.注意事项

脾胃虚寒者忌用。

（六十）北柴胡

1.性味归经

味辛苦，归肝、胆、肺经。解表药中的发散风热药。

2.取象

（1）其药用部分为根，故其气有下行之功。

（2）柴胡外皮为褐色，其内芯为白芯或黑芯，一圈圈入里，似涡旋的轮，有涡旋之功。

（3）质疏松，上下条形通透，又有辛散之性，故其有升发之功。

（4）柴胡以用（升降出入）为主，无补体作用。

3.脉应及气机变化

服食后，双脉先潜降，以右脉潜降为主，且整体收敛入深层涡旋，之后开始向上升散，此时偏以右脉为主，右脉先升散，然后气机向上向下通达平和；此时左脉也开始微微开散、升发。双脉开始为弦象，有收敛之性，之后逐渐变舒缓，脉体升腾之气透发出来，右脉上下通透圆润，左脉开始升发。因其无补体作用，脉中会有微微的空象。

4.功效主治

柴胡可疏散退热、疏肝解郁、升举阳气，枢转内外，推陈致新。

（1）感冒发热、寒热往来的少阳证可用之。

（2）肝气疏泄、气机瘀滞所致的胸胁和少腹的胀痛、月经不调、痛经可用之。

（3）气虚下陷、子宫脱垂、脱肛可用之。

（4）右尺脉弦、细、敛不开，且左脉弦、细、敛不开不升者可用之。

5.不同用法

（1）其性升散，引阳气，可生用或酒制。

（2）退热、解表时宜生用。

（3）疏肝解郁时，多用醋制。

（4）升阳举陷时，要后下、量小。

（5）枢转内外、和解少阳、推陈致新时，可用大量。

（6）柴胡先煎力量大，方向为向下向外。

6.注意事项

（1）古人有"柴胡劫肝阴"之说，阴虚阳亢、肝风内动、阴虚火旺及气机上逆者忌用或慎用。

（2）大叶柴胡的干燥的根茎，表面是密生的环节，有毒，不可当柴胡用。

（六十一）天冬

1.性味归经

性寒，味甘，微苦，归肺、肾经。补虚药里的补阴药。

2.取象

（1）是天门冬的干燥根块，采摘以后蒸煮，晾干后用水泡了洗净，把皮去了生用。

（2）比较明润，透亮，晶莹剔透，就像一种晶莹的津液阴液一样，补阴液水，偏阴润，质沉。

（3）天冬，天门冬，天上的冬水之意，为向上流通之寒水。天冬生于海拔1750米以下，它比较喜欢潮湿阴润的环境生长，秉阴润之性，但是它又喜欢见阳光，如果不见阳光它就不长，故有升发之气，在山坡上、道路旁生长。

3.脉应及气机变化

（1）服食后脉形紧张度微变高，右脉气机向下潜降，然后左脉开始蓬勃升腾流通，同时右脉也向上升腾蓬勃，右寸浮起。

（2）左脉深层稍变空，但左脉体较前明显圆润充盈，右脉气机沉潜到深层然后上下流通，有补体流通之象。

4.功效主治

养阴润燥，滋阴润肺，清肺生津，清肺降火，滋肾阴，兼能降虚火，清热生津，补阴液。

（1）对肺燥的干咳、顿咳痰黏可用之。

（2）肾阴亏虚的腰膝酸痛、骨蒸潮热、内热消渴可用之。

（3）对内热的消渴、热病伤津、咽干口渴、肠燥便秘可用之。

（4）左脉沉、弦、涩，向上流通不利，体不充实、不能蓬勃的可用之。

（5）右寸体不充足、不能蓬勃、右脉浮弦大而有力、无力的也可用之。

5.注意事项

脾胃虚寒，食少便溏以及外感风寒咳嗽的忌用。

（六十二）桂枝（久煎）

1.性味归经

辛，甘，温，归心、肺、膀胱经。解表药中的发散风寒药。

2.脉应及气机变化

（1）桂枝久煎挥发油挥发掉一部分，故服食后先有外皮的蓬勃之性，透到表层，待蓬勃之性消退，开始潜降，双脉都向下潜降、向内收。

（2）服食后左脉向外开，脉体松软，紧张度降低，里面变空，后潜降，以左脉为主，双尺都充盈有力，其潜降后又开始上下流通。

3.功效主治

发汗解肌，温通经脉，助阳化气，平冲降逆。

（1）脘腹冷痛、血寒经闭、关节痹痛可用之。

（2）寒凝血滞的诸痛、心脉瘀阻可用之。

（3）水肿痰饮可用之。

（4）心悸奔豚（气上冲心、胸部气往上冲）可用之。

（5）左脉浮不降、尺下空者可用之。

4.注意事项

辛温助热，易伤阴动血，凡是热病、血热妄行者，孕妇、月经过多者，不可用。

（六十三）牡丹皮

1.性味归经

味辛，微苦涩，性微寒凉，辛散。归心、肝、肾经。清热药中的清热凉血药。

2.取象

（1）牡丹皮是植物牡丹干燥的根皮，从埋在地下牡丹的根儿挑选细根，直接晒干或把外面的粗皮刮掉再晒干，刮掉的叫刮丹皮，没有刮掉粗皮的这叫连丹皮，一般都是生用或者是酒炙用。

（2）牡丹皮厚，丹皮要把里面的芯儿抽掉，空心似脉管，粉红色厚皮，又叫粉丹，质很硬。质密收敛。

（3）丹皮，山东、山西、安徽亳州都有种植。安徽铜陵的丹皮最佳。

3.脉应及气机变化

（1）服食后双脉气机向下潜降、收敛，右脉偏重，潜到右尺，入于血分潜到深层，然后向外开散，右尺深层的陈郁散开，火气越来越弱。

（2）脉整体先变敛细，然后气机向外开散，脉变柔软，脉体紧张度越来越低，脉体开始不足，变空。此药以用（升降出入）为主，没有补气、血之体的作用。

4.功效主治

破瘀血，活血化瘀，清热凉血，散瘀消肿，消痈。

（1）脉管紧张度高、脉浮大而有力可用之。

（2）脉沉弦有力可用之。

（3）热入血分、温毒发斑、血热吐衄可用之。

（4）温邪伤阴、阴虚血热、夜热早凉、无汗骨蒸可用之。

（5）清透营血分的伏热、无汗骨蒸可用之。

（6）血滞、闭经、痛经、跌破伤痛可用之。

（7）臃肿疮毒可用之。

5.注意事项

血虚有寒，月经过多的不可以使用，孕妇不能用。

（六十四）知母

1.性味归经

苦、甘、寒，归肺、胃、肾经。清热泻火药。

2.取象

知母外面包着黄皮，皮上长有许多毛，里面是黄白色的肉，以根茎入药，产地主要在河北、山西、东北、内蒙古、陕西，其中以河北易县西陵镇所产质量最好。

3.脉应及气机变化

（1）服食后先向下潜，双脉都在从寸向关、尺收敛，尤其以右脉为甚，收敛下去后，双脉又开始向上、向外升透，将脉中的火气散出去。

（2）可升可降，但以向下潜降为主，故双寸会变的不足，双关、尺变的充盈而通透。向下潜的时候同时可补充脉中阴液，并有化浊的作用。

4.功效主治

清热泻火、滋阴润燥。

（1）外感热病、高热烦渴可用之。

（2）肺热咳嗽、痰黄质稠或阴虚燥咳、干咳少痰可用之。

（3）骨蒸潮热可用之。

（4）内热消渴、肠燥便秘可用之。

（5）双脉大而弛张浮、盛者皆可用之，以右脉为主。

5.用法

清热泻火生用，滋阴降火盐水制用。

6.注意事项

脾虚便溏者慎用。

三、针法

中医的健康标准是阴平阳秘，也就是人体气机处于多层次多角度阴阳消长的相对动态平衡状态，是整体气机混元和一的状态。人体气机出现失衡状态，身体就会出现相应的症状，治疗的目的就是要把气机调整回归到混元和一的原始状态。

无论是用中药还是用针法，治疗目的都是一样的，针法是中医学重要的组成部分之一，本书将针法分两类：调气针法和调形针法，这两种针法是从调气和调形不同角度入手，但殊途同归，最终的目的是一样的，都是把气机调为混元和一的状态。

针法治疗应用的针具多种多样，我们选择以从简从易，显效灵便为原则。调气、调形针具选择视具体病情而定，可先调气亦可先调形。以气、形诊断而定，以正邪虚实而定，可单用，也可搭配应用，万不可教条。

（一）调气针法

1. 和一针

选择针具： 针灸针。

治疗部位选择： 全身经络、穴位。以五腧穴、原穴为主，配合体穴，循经治疗。

治疗目的： 调理气机平衡。

治疗特点： 引气调气。

治疗手法：

（1）合阴开阳。

（2）开阴合阳。

（3）开阴开阳。

（4）合阴合阳。

操作方法：

把人体分为三个平面，冠状面，矢状面，水平面。冠状面从左和右方向将人体纵切为前后两部分的切面；矢状面是从前后方向将人体纵切为左和右两部分；而水平面将人体分为上下两部分。

针法操作时以每一个平面为一独立整体，以该平面单独定取方向，施以左旋、右旋。左旋开散阳邪，右旋开散阴邪；左旋合聚阳气，右旋合聚阴津。针到意到，意到气到，平衡阴阳，以脉气平和，混元和一为最终目的。

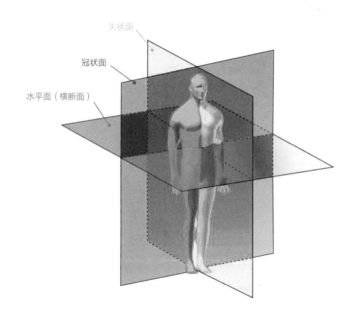

2.通络针

选择针具：针灸针。

治疗部位：全身经络、穴位。循经结合面治疗。

治疗目的：调理气机平衡。

治疗特点：引气调气，温通经络。

治疗手法：

（1）火鸟啄木。

（2）乌鸡撒米。

（3）孔雀开屏。

（4）白狐造洞。

操作方法：

对寒湿瘀滞面积聚集，邪气性质较为表浅者，选以经、络、穴、施行密集广泛性布针，同时施以手法行针，最后加以温灸。

（二）调形针法

1.六合针

选择针具：带刃针具，如刃针、针刀等。

治疗部位：全身经络、穴位。循行处之软组织，循经对点、线、面、体进行全面疏通治疗。

治疗目的：破化有形淤堵，调理气机平衡。

治疗手法：

（1）青龙摆尾。

（2）白虎摇头。

（3）神龟探穴。

（4）凤凰展翅。

操作方法：

对有形邪气凝滞，淤堵经络，邪气位于浅中层次者，带刃针具刺到邪气所在层次部位予以疏通，施以手法的同时进行透破切割，经络畅通则止。

2.金针

选择针具：特制针具，针具粗、长、硬、利。

治疗部位：全身经络、穴位。循行处之软组织，循经对点、线、面、体进行全面疏通治疗。

治疗目的：破化有形淤堵，调理气机平衡。此针为破化大重久顽有形淤堵之利器，为调形终极手段。

治疗手法：

①釜底抽薪。

②坚壁清野。

③浩浩荡荡。

④乾坤共振。

操作方法：

对有形邪气凝滞，位于深层，面积大，且粘连钙化严重，久重大顽淤堵经脉，针刺到骨膜筋膜间，施以铲拔撬剥重手法，疏通经络完毕后加以温灸。

中医各种针法操作手法多变，细致精微，必须在辩证指导下进行，万不可千篇一律，守株待兔，它是一门理法与实践严谨结合的学科，绝不可教条化、形式化、死板化。在临床治疗中病情多样，人体气机千变万化，没有固定模式，在学习的过程中言传身教非常重要，尤其是实际操作的方法。

中医的传承必须要在掌握理法的基础上，手把手教授，否则中医传承就慢慢改变了模样，在不断创新中就脱离了祖先中医的本意，中医一定不能脱离"气一元论"的思维世界观以及阴阳五行方法论！

第四章 病例篇

病例一：面神经麻痹（右侧面瘫）

姓名：孙某　**性别**：男　**年龄**：49岁

1.初诊

主诉：右侧面瘫三个月余，右面不能自主活动，右面紧木麻不适。右眼不能完全闭合，口角向左上吊歪，右眼角下垂。

病史：患者于三月前酒后外出突发右侧面瘫，遂到县医院针灸8天，病情无明显好转展。后又到三家中医诊所针灸及电针，并且贴膏药治疗，虽稍有好转，但停滞不前。经人介绍来我门诊就诊。

舌诊：舌质白暗淡瘀，苔薄白腻。

面诊：面部乌暗无华，气机不能透散到表，右面中上部尤其黑暗乌，右眼不能完全闭合，口角向左上吊歪，右眼角下垂。

脉诊：双脉气机出较入多，双脉深层均向上流通不畅，左脉较右脉紧张度稍高，右关空，中、深层濡、浊、粘。

按诊：右侧面部较左侧僵硬皮紧、凉。脑户部、风府部、右风池部、右地仓部、右颧髎部天、人层明显僵硬结节且痛酸胀不适感。

热成像断层扫描分析：全身上下能量高，气机浮越出多入少，腹胸部邪气淤堵，尤以中焦腹部痰、湿、瘀为甚。

病情分析：患者平素饮酒过多，气机浮越，耗散中气，营阴亏耗。中焦痰、湿、淤堵，正气交合化生受阻，正气不能卫外，外感风邪入侵，腠理开泄失司，面部肌肤失养故面痹。

治则：祛痰补中，收敛营阴，升阳解肌。

中药处方：清半夏6克（先煎） 干姜9克（先煎） 人参10克（先煎） 炙甘草9克（先煎） 大枣9克（先煎） 黄连6克（先煎） 黄芩9克（先煎） 茯苓9克（先煎） 炒白术9克（先煎） 葛根9克 白芍9克 川芎9克，7剂 水煎服 每日一剂 早晚分服。

用药分析：清半夏、干姜、黄芩、黄连、人参、炙甘草、大枣、茯苓、炒白术，入右关，化痰湿，补益中气。白芍，入左脉，补营阴，收敛浮越气机。葛根，升腾右脉，气机右旋而升。川芎，补益左脉深层，向上流通，助气机左旋而升。双脉交合，混元得一。

针法：

（1）调形针法：六合针：疏通脑户、风府、右风池、地仓、颧髎并予以天、地、人层共振。

（2）调气针法：通络针：右面部承浆透地仓、地仓透人中、迎香透四白、颊车透地仓、下关透四白、丝竹空透攒竹，透穴针尖向上，透刺到表。直刺关元、双太冲合阳开阴，双合谷、右太阳、右翳风、下关，印堂向下斜刺，角孙平后刺，左颊车、左下关直刺平衡左右，面部行温通之法。每周治疗二次。

医嘱：忌烟酒、生冷、辛辣，避风寒。

2.二诊

主诉：患者右面部较前明显舒适，已可轻微自主活动。

舌诊：舌质白暗淡瘀，苔薄白腻较前好转。

面诊：面部乌暗无华好转，气机仍不能透散到表，右眼闭合较前好转，口角向左上吊歪好转，右眼角下垂好转。

脉诊：双脉气机出较入多，双脉深层均可向上流通，左脉较右脉紧张度稍高，右关略空，中、深层濡、浊、粘较前明显减轻。

按诊：右侧面部僵硬皮紧、凉明显好转。脑户部、风府部、右风池部、右地仓部、右颧髎部天、人层明显僵硬结节且痛酸胀不适感基本消失。

热成像断层扫描分析：全身上下能量高，气机浮越出多入少，腹胸部邪气淤堵较前明显减轻，中焦腹部仍有痰、湿、瘀。

中药处方：清半夏6克（先煎） 干姜9克（先煎） 人参10克（先煎） 炙甘草9克（先煎） 大枣9克（先煎） 黄连6克（先煎） 黄芩9克（先煎） 茯苓9克（先煎） 炒白术9克（先煎） 葛根9克 白芍9克 川芎9克 红花6克，7剂 水煎服 每日一剂 早晚分服。

用药分析：本诊加红花活血通络，透散左脉。

针法：停调形针法，调气针法不变，每周治疗二次。

3.三诊

主诉：患者右面部较前更加舒适，面部已可自主活动。右面紧木麻不适明显好转，右眼已能闭合，口角向左上吊歪明显好转，右眼角下垂好转。

舌诊：舌质白暗，苔薄白。

面诊：面部已有光泽，右眼已能闭合，口角向左上吊歪好转，右眼角已不下垂。

脉诊：左脉脉紧张度较前明显舒缓，右关较前充盈，中、深层濡、浊、粘较前明显减轻。

按诊：右侧面部僵硬皮紧消失，已变松软。

热成像断层扫描分析：腹胸部邪气淤堵较前明显减轻，中焦腹部痰、湿、瘀减轻。

中药处方：上方不变。7剂　水煎服　每日一剂　早晚分服

针法：调气针法不变，每周治疗二次。

4.四诊

主诉：面瘫症状完全消失，右面活动自如，右面感觉正常，右眼正常闭合，口角不歪，右眼角无下垂。

舌诊：舌质淡红，薄白苔。

面诊：面色有光泽，未见异常。

脉诊：双脉舒缓。

按诊：无异常。

热成像断层扫描分析：腹胸部邪气淤堵较前明显减轻，中焦腹

部痰、湿、瘀减轻。

中药处方：原方不变，继服7剂巩固　每日一剂　早晚分服。

针法：停止针法治疗。

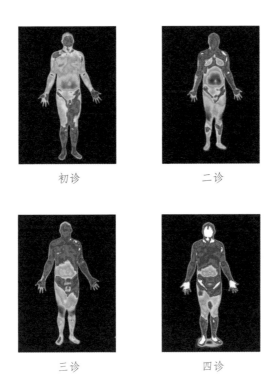

初诊　　　　　　　　　　二诊

三诊　　　　　　　　　　四诊

病例二：脑出血后遗症

姓名：李某某　　**性别：**男　　**年龄：**45岁

1.初诊

主诉：右半身及手足掌凉、麻木、胀痛4年余。

病史：4年前因饮酒多突发脑出血，住院治疗后遗留右半身及手足掌凉、麻木、胀痛。多方治疗无任何进展，经人介绍来我门诊就诊。

舌诊：舌质淡红，苔白黄腻。

面诊：满面乌黑，气机从深层不能向外透发。双侧面从前到后布满点片状暗黑斑。

脉诊：右脉微大于左脉，右寸前伏下，双脉紧张度高，尤以左脉为甚，左脉从三层往上气机不能透发，肝、肾层来势盛，从关膈部不能向上流通，右关空，中、深层黏腻、濡浊之象，右尺肾、肝、脾层黏腻、濡浊、火势盛，气机不能透发到表。

运动体诊：头颈部：低头屈颈二度受限，头颈左外侧旋二度受限。

右肩：平抬上举二度受限。

右髋骨：右侧内旋一度受限。

右髁：背伸、外旋均三度受限。

按诊：督脉：脑户部、大椎部地层淤堵；手太阳小肠经：秉风部、天宗部、阳谷部、养老部地层淤堵；足太阳膀胱经：承山部、跗阳部人层僵硬；足少阳胆经：风池部、居髎部、风市部、丘墟部人层僵硬；足阳明胃经：丰隆部、解溪部地层条索；右足前掌人层僵硬结节条索。以上各部按之较其他部位明显酸胀痛不适。

热成像断层扫描分析：头面上焦能量高火势盛，中、下焦能量低，痰湿、瘀血盛，中焦脾胃区能量最低、痰、湿、瘀盛。

病情分析：患者中、下焦深层痰湿、瘀血凝聚，与相火搏结，中焦脾胃痰、湿、淤堵元气不足，气机不能升透到表。

治则：健脾补中，破化痰、瘀，潜降相火。

中药处方：半夏6克（先煎） 干姜9克（先煎） 人参10克（先煎） 黄连6克（先煎） 黄芩9克（先煎） 炙甘草9克（先煎） 大枣9克（先煎） 茯苓9克（先煎） 炒白术9克（先煎） 麦冬9克（先煎） 桃仁6克 熟大黄6克 天花粉20克 乳香3克 没药3克 天麻9克 钩藤9克 川芎9克 丹参15克 牡蛎30克，7剂 水煎服 每日一剂 早晚分服。

用药分析：半夏、干姜、人参、黄连、黄芩、炙甘草、大枣、茯苓、炒白术、麦冬，入右关，化痰、瘀，补中气。天麻、钩藤、牡蛎，入双脉肝经，深层引桃仁、熟大黄、天花粉、乳香、没药化痰破瘀。川芎、丹参，入左脉，上行，气机交合，混元和一。

针法：

（1）调形针法：六合针结合金针疏通各部僵硬条索结节淤堵，并予以头、髋、腿、足地层共振并温通。

（2）调气针法：双太冲、双三阴交向上斜刺，关元开阴合阳。每周治疗二次。

医嘱：忌辛辣、烟酒、海鲜鱼肉类、生冷。

2.二诊

主诉：右半身及手足掌凉、胀痛有好转，仍麻木。

舌诊：舌质淡红，苔白腻。

面诊：满面乌黑有好转，双侧面点片状暗黑斑稍有减少。

脉诊：双脉紧张度较前降低，肝、肾层来势减弱，右关空明显好转，中、深层黏腻、濡浊减轻，右尺肾、肝、脾层黏腻、濡、浊火势较前减弱，气机仍不能透发到表。

运动体诊：较前无明显变化。

按诊：上次治疗各部淤堵、条索、结节均明显减少，以上各部按之酸胀痛不适明显减轻。

热成像断层扫描分析：中焦脾胃区痰、湿、瘀较前减少。

中药处方：原方基础上加量，桃仁9克　熟大黄9克　醋乳香6克　醋没药6克，7付　水煎服　每日一副。

用药分析：桃仁、熟大黄、醋乳香、醋没药加量是增强破化肝、肾层痰瘀之力。

针法：治疗不变，每周治疗二次。

3.三诊

主诉：右半身及手足掌凉、胀痛明显好转，麻木明显减轻。

舌诊：舌质淡红，薄白苔。

面诊：满面乌黑明显好转，双侧面点片状暗黑斑稍有减少。

脉诊：双脉紧张度较前降低，肝、肾层来势减弱，已能上下流通，右关空明显好转，中、深层黏腻、濡浊减轻，右尺肾、肝、脾层黏腻、濡浊火势较前减弱，气机能透发到表。

运动体诊：头颈部：低头屈颈一度受限，头颈左外侧旋一度受限。

右肩：平抬上举一度受限。

右髋骨：右侧内旋一度受限。

右髁：背伸、外旋均二度受限。

按诊： 上次治疗各部淤堵、条索、结节较前又明显减少，以上各部按之酸胀痛不适明显减轻。

热成像断层扫描分析： 中焦脾胃区痰、湿、瘀较前减少。

中药处方： 上方不变，继服14剂　水煎服　每日一剂　早晚分服。

针法： 治疗不变，每周治疗二次。

4.四诊

主诉： 右半身及手足掌凉、胀痛、麻木消失。

舌诊： 舌质淡红，薄白苔。

面诊： 满面乌黑明显好转，已有光泽，双侧面点片状暗黑斑明显减少。

脉诊： 双脉，肝、肾层来势舒缓，上下流通顺畅，右关和缓充盈，右尺肾、肝、脾层黏腻、濡、浊火势较前明显减弱，气机能透发到表。

运动体诊： 头颈部：低头屈颈正常，头颈左外侧旋正常。

右肩： 平抬上举正常。

右髋骨： 右侧内旋正常。

右髁： 背伸、外旋正常。

按诊： 上次治疗各部淤堵、条索、结节消失，以上各部按之酸胀痛不适消失。

热成像断层扫描分析： 中焦脾胃区痰、湿、瘀较前减少。

中药处方： 原方不变，继服14剂巩固　水煎服　每日一剂　早晚分服。

针法： 本次治疗不变，以后停止治疗。

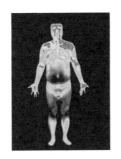
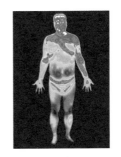

初诊　　　　　　　　　二诊

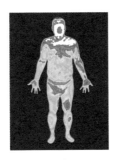
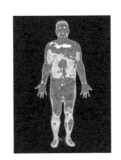

三诊　　　　　　　　　四诊

病例三：扩张型心肌病、（心包积液）、高血压

姓名：田某某　**性别**：男　**年龄**：40岁

1.初诊

主诉：胸闷、心悸、不能平卧、血压升高一月余。

病史：患者于一月前因饮酒出现胸闷、心悸、气短、不能平卧、不能入睡、血压升高至200/135毫米汞柱而住院治疗。经医院检查，诊断为扩张型心肌病、心包积液、高血压病高危。患者有多年酗酒史，吃肉多。经近一月入院治疗病情较前好转，血压降至150/100毫米汞柱，但仍不能平卧，稍活动即胸闷、心悸、气短，来我门诊就诊。

舌诊：舌质淡红，苔黄厚腻。

面诊：面色晦暗无华，全面部散在性乌斑，气机不能透发，鼻周苍白。

脉诊：双脉细紧，脉数，右寸高尺低，寸部比尺部大四倍，寸部濡、浊、滑，从关部向下全部不能向下流通，尺及尺下弦敛不开，肝肾层濡、浊、滑、粘、涩，气机不能透发。左脉细敛，脉体紧张度稍高，肝肾层濡、浊、滑、粘、涩，气机从各层均不能向上流通。

按诊： 足阳明胃经关元部、气海部、中脘部、天枢部，水道各部地层人层淤堵，膻中部人层僵硬结节，以上各部按之明显酸胀痛不适。

热成像断层扫描分析： 能量分布上盛下虚，胸腹部能量低，痰、湿、瘀阻。

病情分析： 患者吃肉多生痰入下焦肝、肾层血分，久痰生瘀血，痰、瘀互结，饮酒多激惹肝肾相火浮游，下焦元阳亏耗不能温化痰饮，心阳不足，不能温化水饮下行。

治则： 温阳利湿，破痰化瘀，温通心阳。

中药处方： 桂枝 15 克（先煎） 黑顺片 15 克（先煎） 干姜 9 克（先煎） 茯苓 15 克（先煎） 炒白术 9 克（先煎） 泽泻 9 克（先煎） 猪苓 15 克（先煎） 陈皮 9 克（先煎） 大腹皮 9 克（先煎） 桑白皮 9 克（先煎） 桃仁 9 克（先煎） 熟大黄 9 克（先煎） 醋乳香 6 克（先煎） 醋没药 6 克（先煎） 川芎 9 克 丹参 15 克 白芍 9 克，7 剂 水煎服 每日一剂 早晚分服。

用药分析： 桂枝、黑顺片、干姜，入右脉，温化痰饮，下行并升开左脉温补心阳。茯苓、炒白术、泽泻、猪苓、陈皮、大腹皮、桑白皮，入右脉，下行，健脾化湿逐水。桃仁、熟大黄、醋乳香、醋没药，入右脉，下行，活血化瘀。上面诸药共煎，助气机左旋而升。川芎、丹参，入左脉而升入心脉，活血通瘀。白芍，入左脉，收敛下行，滋肝阴平、抑肝阳，气机交合，混元和一。

针法：

（1）调形针法：六合针疏通各部淤堵，并予以温通。

（2）调气针法：双太冲、双丘墟地层直刺刺开阴合阳，双内关针尖向心斜刺入人层开阴合阳。每周治疗二次。

医嘱： 忌辛辣、烟酒、海鲜鱼肉类、生冷，勿熬夜。

2.二诊

主诉： 胸闷、心悸、不能平卧明显好转，血压正常平稳。

舌诊： 舌质淡红，苔白腻。

面诊： 面色较前微有光泽，鼻周苍白好转。

脉诊： 双脉脉体变大，脉率平稳，右寸高尺低，寸部比尺部大二倍，寸部濡、浊、滑减轻，从关部向下已能向下流通，尺及尺下弦敛已开，肝肾层濡、浊、滑、粘、涩明显好转，左脉脉体紧张度较前变低，脉体较前明显变大，肝肾层濡、浊、滑、粘、涩减轻，气机已能向上流通。

按诊： 各部淤堵僵硬结节明显减少，各部按之酸胀痛不适明显好转。

热成像断层扫描分析：能量分布上下较以前平衡，胸腹部痰、湿、瘀阻减少。

中药处方：原方不变。7剂　水煎服　每日一剂　早晚分服。

针法：停调形针法，调气针法不变，每周二次。

3.三诊

主诉：胸闷、心悸、已消失，正常平卧无异常，血压正常平稳。

舌诊：舌质淡红，苔薄白。

面诊：面色较前有光泽，全面部散在性乌斑明显减少，鼻周苍白消失。

脉诊：双脉脉体变大，脉率平稳，右寸高尺低，寸部比尺部大一倍，寸部濡、浊、滑消失，从关部向下已能向下流通，尺及尺下弦敛已开，肝肾层濡、浊、滑、粘、涩明显好转。左脉舒缓，脉体较前明显变大，肝肾层濡、浊、滑、粘、涩减轻，气机上下流通顺畅。

按诊：各部淤堵僵硬结节消失，各部按之已无酸胀痛不适。

热成像断层扫描分析：能量分布上下较以前平衡，胸腹部痰、湿、瘀阻减少。

中药处方：桂枝9克（先煎）　黑顺片9克（先煎）　干姜9克（先煎）　茯苓9克（先煎）　炒白术9克（先煎）　泽泻9克（先煎）　猪苓9克（先煎）　陈皮9克（先煎）　大腹皮9克（先煎）　桑白皮9克（先煎）　桃仁6克（先煎）　熟大黄6克（先煎）　醋乳香6克（先煎）　川芎9克　丹参9克　白芍9克，7剂　水煎服　每日一剂　早晚分服。

分析：病情好转，原方基础减量。

针法：调气针法不变，每周二次。

4.四诊

主诉：胸闷、心悸、已完全消失，正常平卧无异常，血压正常平稳。

舌诊：舌质淡红，苔薄白。

面诊：面色有光泽，全面部散在性乌斑明显减少。

脉诊：双脉平和舒缓。

按诊：各部淤堵僵硬结节消失，各部按之无酸胀痛不适。

热成像断层扫描分析：能量分布上下平衡，胸腹部痰、湿、瘀阻减少。

中药处方：原方不变，继服14剂巩固　水煎服　每日一剂　早晚分服。

针法：停止治疗。

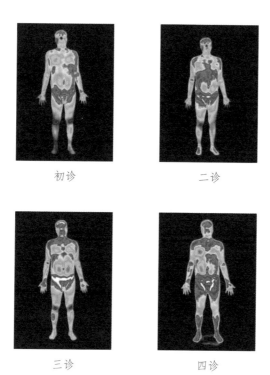

初诊　　　　　　　　　　二诊

三诊　　　　　　　　　　四诊

病例四：脑血栓后遗症

姓名：陈某某　性别：女　年龄：61岁

1.初诊

主诉：走路不稳，无力，睡眠差，手脚凉，食欲缺乏一年余。

病史：一年以前突发脑梗，CT诊断有小脑萎缩，住院治疗，治疗落下后遗症，走路不稳，无力，睡眠差，手脚凉，食欲缺乏，多方治疗无效，于今日来我门诊就诊。

舌诊：舌质暗微青，苔白厚腻，舌中后部尤甚。

面诊：面色萎白黄，黄里面郁着火势透发不出，面部两侧从前到后红色越来越盛。

脉诊：右脉大于左脉，右脉上盛下虚，气机浮越，寸上寸部是尺部的两倍大，右关按至深层微空，脉中有浊、粘之象，左尺及尺下浊、粘，左脉小于右脉，左脉紧张度高，脉体比右脉小一半，脉中气机有来世，气机到二层不能透发，左脉肝肾层浊、粘、濡，火势很旺。

运动体诊：髋部运动左腿屈膝高抬、右腿屈膝高抬均三度受限，左髁背伸、右髁背伸、左髁前屈、右髁前屈均三度受限，左足趾背屈、右足趾背屈均二度受限。

按诊：任脉关元、中极部的人层僵硬，双足阳明胃经足三里、上下巨虚、条口、丰隆各部天地人三层僵硬条索，双足太阴脾经隐白、公孙部的人层条索结节，以上各部按之较其他部位明显酸胀痛不适。

热成像断层扫描分析：上身能量高，双膝以下能量低，小腹部痰湿、瘀血凝聚。

病情分析：患者肝阳上亢，气机浮越，下焦深层痰淤堵塞，下肢经脉闭阻，气机上盛下虚。

治则：镇肝潜阳，化痰破瘀，健脾补中。

中药处方：龙骨20克（先煎）　牡蛎30克（先煎）　天麻9克（先煎）　钩藤9克（先煎）　白芍9克（先煎）　桃仁9克（先煎）　熟大黄9克（先煎）　醋乳香6克（先煎）　天花粉20克（先煎）　胆南星9克（先煎）　清半夏9克（先煎）　干姜9克　炙甘草9克　茯苓9克　黄芩9克　黄连6克，7剂　水煎服　每日一剂　早晚分服。

用药分析：龙骨、牡蛎、天麻、钩藤、白芍、桃仁、熟大黄、醋乳香、天花粉、胆南星、清半夏，入双脉肝经，潜肝阳，化痰破瘀。干姜、炙甘草、茯苓、黄芩、黄连，入右关，化痰湿，补益中气。

针法：

（1）调形针法：金针并六合针疏通各部僵硬条索结节淤堵，并行天地人层温通共振。

（2）调气针法：双太冲穴、双丘墟穴开阴合阴。每周治疗二次。

医嘱：忌辛辣、烟酒、海鲜鱼肉类、生冷。

2.二诊

主诉：走路不稳明显好转，无力、睡眠、手脚凉、食欲缺乏均有改善。

舌诊：舌质暗淡，苔白腻。

面诊：面色萎黄。

脉诊：双脉气机较前舒缓，气机浮越明显减轻，肝肾层浊、粘、濡明显减轻。

运动体诊：髋部运动左腿屈膝高抬、右腿屈膝高抬均二度受限，左髁背伸、右髁背伸、左髁前屈、右髁前屈均二度受限，左足趾背屈、右足趾背屈均一度受限。

按诊：各部条索结节明显减少，以上各部按之酸胀痛不适感明显减轻。

热成像断层扫描分析：双膝以下能量明显升高，小腹部痰湿、瘀血凝聚减轻。

中药处方：上方不变，7剂 水煎服 每日一剂 早晚分服。

针法：治疗不变，每周治疗二次。

3.三诊

主诉： 走路已稳，全身有力，睡眠改善非常明显，手脚已温热，有时仍觉食欲缺乏。

舌诊： 舌质暗淡，苔薄白腻。

面诊： 面色萎白黄较前明显好转，已微有光泽。

脉诊： 双脉气机较前舒缓，气机浮越明显减轻，肝、肾层浊、粘、濡明显减轻。

运动体诊： 髋部运动左腿屈膝高抬、右腿屈膝高抬均一度受限，左髁背伸、右髁背伸、左髁前屈、右髁前屈均一度受限，左足趾背屈、右足趾背屈均一度受限。

按诊： 各部条索结节基本消失，以上各部按之酸胀痛不适感消失。

热成像断层扫描分析： 双膝以下能量明显升高，小腹部痰湿、瘀血凝聚减轻

中药处方： 上方加焦山楂6克　焦神曲6克　焦麦芽6克，继服14剂　水煎服　每日一剂　早晚分服。

用药分析： 加焦山楂、焦神曲、焦麦芽，消积化食，改善食欲缺乏。

针法： 停调形针法，调气针法不变，每周治疗二次。

4.四诊

主诉：走路已很平稳，全身有力，睡眠改善非常明显，手脚已温热、食欲缺乏已好。

舌诊：舌质暗淡，苔薄白。

面诊：面色萎白黄较前明显好转，已有光泽。

脉诊：双脉气机舒缓，气机已无浮越，肝肾层浊、粘、濡明显减轻。

运动体诊：髋部运动左腿屈膝高抬、右腿屈膝高抬无受限，左髁背伸、右髁背伸、左髁前屈、右髁前屈均无受限，左足趾背屈、右足趾背屈均无受限。

按诊：各部条索结节消失，以上各部无按之酸胀痛不适感。

热成像断层扫描分析：双膝以下能量明显升高，小腹部痰湿、瘀血凝聚减轻。

中药处方：上方不变，继服14剂巩固　水煎服　每日一剂　早晚分服。

针法：停止治疗。

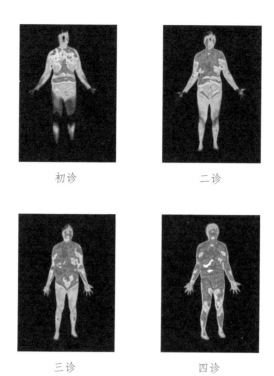

初诊 　　　　　　　　　　二诊

三诊 　　　　　　　　　　四诊

病例五：闭经

姓名：冯某 　**性别：女** 　**年龄：**39

1.初诊

主诉：闭经一年余，便秘，畏寒。

病史：患者于一年前闭经，并伴有便秘，畏寒。中西医结合治疗未见明显效果，遂来我门诊就诊。

舌诊：舌质淡白，苔薄白。

面诊：面中下部暗斑，面色白黄无血色。

脉诊：右脉边缘不清晰，脉中空无力，脉中无生气，左脉紧张度较右脉高，脉体小于右脉一倍，左脉深层弦、涩不通，脉中空。

按诊：任脉关元、气海部的人层瘀滞，皮下结节密集，以上各部按之明显酸胀痛不适。

热成像断层扫描分析：四肢末端能量低，中、下焦寒、湿、瘀阻。

病情分析：患者平素体虚，气血不足，阳气亏耗，不能温化下焦中元，邪气阻塞经络，故闭经。

治则：温通下焦，补益气血。

中药处方：黑顺片15克（先煎）　桂枝15克（先煎）　干姜9克（先煎）　人参10克（先煎）　大枣9个（先煎）　茯苓9克（先煎）　炒白术9克（先煎）　清半夏6克（先煎）　麻子仁30克　当归30克　鸡血藤15克　熟地20克　生白芍9克　川芎9克　7剂　水煎服　每日一剂　早晚分服。

用药分析：黑顺片、桂枝、干姜、人参、大枣、茯苓、炒白术、清半夏入下焦温阳补气，麻子仁润肠通便，并有补益中气之功，当归、鸡血藤入右脉下行补血活血，熟地、生白芍、川芎入右脉升腾补血。

针法：

（1）调形针法：六合针在任冲脉瘀滞部人层轻破。

（2）调气针法：和一针关元穴、气海穴合阳合阴，温灸10分钟。每周治疗二次。

医嘱： 忌辛辣、烟酒、海鲜鱼肉类、生冷。

2.二诊

主诉： 闭经无改变，便秘明显好转，已能正常排便，畏寒也明显改善。

舌诊： 舌质淡红，苔薄白。

面诊： 面色白黄有改善。

脉诊： 右脉中较前明显冲盈，脉中已有生气，左脉紧张度较前降低，左脉深层已有流通之势。

按诊： 任脉关元、气海部的人层瘀滞明显好转，皮下密集结节明显减少，各部酸胀痛不适明显好转。

热成像断层扫描分析： 四肢末端能量较前增高，中、下焦寒、湿、瘀阻减少。

中药处方： 上方不变，继服14剂，水煎服　每日一剂　早晚分服。

针法：治疗不变，每周治疗二次。

3.三诊

主诉：闭经无改变，大便正常顺畅，每日一次，已不畏寒。

舌诊：舌质淡红，苔薄白。

面诊：面部暗斑明显好转，面色白黄明显好转，面色较前红润。

脉诊：双脉冲盈和缓，脉中共振好，双脉深层上下流通顺畅。

按诊：任脉关元、气海部的人层瘀滞消失，皮下密集结节不明显，各部已无酸胀痛不适感。

热成像断层扫描分析：四肢末端能量较前增高，中、下焦寒、湿、瘀阻明显减少。

中药处方：上方不变，继服14剂　水煎服　每日一剂　早晚分服。

针法：停调形针法，调气针法，每周治疗二次。

4.四诊

患者两周药未服完，打来电话，月经已来，很顺畅无不适。先出了很多黑色血块，后来是鲜血，经量正常。嘱患者继续喝完剩余中药，不必再治疗了。患者非常高兴，连声感谢。

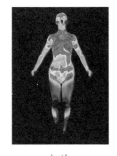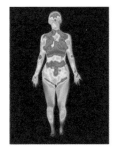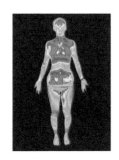

| 初诊 | 二诊 | 三诊 |

病例六：失眠、胃胀食欲缺乏

姓名：何某某　**性别**：男　**年龄**：48岁

1.初诊

主诉：失眠三年加重两月，胃不适，眼干。

病史：患者于三年前出现失眠，近两月加重，难入睡，每半小时醒一次，眼干涩，且胃胀食欲缺乏。平日饮酒过多，酒后加重。

舌诊：舌质暗红，苔薄白腻。

面诊：面色乌暗，深层郁火透发不出，鼻面部毛细血管充血，双侧脸颊中后部暗红充血，双下眼睑坠肿。

脉诊：双脉浮大，紧张度高，寸高尺低，寸大尺小，脉中肝、肾层来势很盛，气机到二层不能向外透发，双尺深层粘、浊、弦、涩、滑。

按诊：双足阳明胃经归来至天枢循行部地、人层僵硬条索结节，任脉上脘、中脘、下脘部天、人、地层僵硬结节，以上各部按之较其他部位明显酸胀痛不适。

热成像断层扫描分析：上、中、下三焦部痰湿、瘀血阻滞，头面部能量高。

病情分析：患者先天木火升发体质，平素饮酒吃肉过多，肉生痰浊潜入深层血分与瘀血凝结，饮酒激惹相火浮越，阳火不能入于阴分，故失眠，脾胃素有寒湿凝聚，脾土又被肝木克制故食欲缺乏。

治则：化痰破瘀、潜降相火、健脾燥湿。

中药处方：龙骨30克（先煎） 牡蛎30克（先煎） 白芍9克（先煎） 天麻9克（先煎） 钩藤9克（先煎） 胆南星9克（先煎） 醋乳香6克（先煎） 醋没药6克（先煎） 天花粉20克（先煎） 桃仁9克（先煎） 熟大黄9克（先煎） 清半夏9克 干姜9克 黄连6克 黄芩9克，7剂 水煎服 每日一剂 早晚分服。

分析：龙骨、牡蛎、白芍、天麻、钩藤、胆南星、醋乳香、醋没药、天花粉、桃仁、熟大黄，以上储药先煎，入双脉肝肾经，深层化痰破瘀，潜降相火。清半夏、干姜、黄连、黄芩，入右关，健脾燥湿。

针法：

（1）调形针法：六合针破化双侧足阳明胃经、任脉僵硬条索结合。

（2）调气针法：和一针双太冲、双太溪开阴合阴，双丘墟穴直刺开阴合阴，双鱼际针尖离心透皮斜刺。每周治疗二次。

医嘱：忌烟酒、辛辣、生冷。

2.二诊

主诉：失眠有明显改善，半夜醒的次数明显减少，胃不适明显好转，眼干有改善。

舌诊：舌质暗红，苔薄白。

面诊：面色乌暗较前好转。

脉诊：双脉浮大较前变小，紧张度高较前降低，双尺深层粘、浊、弦、涩、滑明显好转。

按诊：上诊各部僵硬条索结节明显好转减少，酸胀痛感明显减轻。

热成像断层扫描分析：上、中、下三焦部痰、湿、瘀血阻滞明显减轻。

中药处方：原方不变，继服14剂　水煎服　每日一剂　早晚分服。

针法：治疗不变，每周治疗二次。

3.三诊

主诉：睡眠非常好，已有三十多年没睡得这么好了，半夜很少醒来，胃不适感已消失，眼干消失。

舌诊：舌质暗淡红，苔薄白。

面诊：面色已有光泽，鼻面部毛细血管充血以及双侧脸颊中后部暗红充血明显好转，双下眼睑坠肿消失。

脉诊：双脉已不浮越，脉体舒缓，双尺深层粘、浊、弦、涩、滑明显好转。

按诊：上诊各部僵硬条索结节已消失，按之无酸胀痛不适感。

热成像断层扫描分析：上、中、下三焦部痰、湿、瘀血阻滞明显减轻。

中药处方：原方减量，龙骨15克　牡蛎15克　天麻6克　钩藤6克　胆南星6克　桃仁6克　熟大黄6克　余药不变，巩固治疗，14剂　水煎服　每日一剂　早晚分服。

针法：停止治疗。

4.四诊

六个月后电话加访：睡眠一直很好，以前不适症状没有再出现，嘱患者勿饮酒、忌食辛辣。

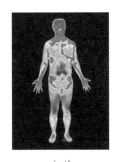 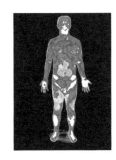 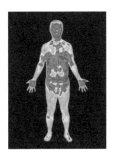

初诊　　　　　　　　　二诊　　　　　　　　　三诊

病例七：胃癌术后化疗反应

姓名：张某某　　**性别**：女　　**年龄**：52岁

1.初诊

主诉：胃癌切除5个月余，化疗4次，胃不适，

病史：患者5月因胃癌切除胃部三分之二，化疗6次，全身无力。胃不适，无法进食，经人介绍来我门诊就诊。

舌诊：淡白舌，无苔。

面诊：面色苍白。

脉诊：右脉空无力，脉体紧张度低，边缘不清，右关中层濡、浊、粘，脉中无生气。

按诊：胃切除刀口处痛不适，僵硬条索。

热成像断层扫描分析：中、下焦能量低，四肢能量低。

病情分析：患者胃切除耗散元气，化疗又耗伤正气，脾胃更加虚弱，故全身无力，不能进食。

治则：健脾化湿，补益元气。

中药处方：清半夏3克（先煎） 干姜3克（先煎） 黄连3克（先煎） 黄芩3克（先煎） 大枣6个（先煎） 炙甘草9克（先煎） 人参10克（先煎） 茯苓9克（先煎） 炒白术9克（先煎） 焦山楂3克 焦神曲3克 焦麦芽3克 陈皮6克 炒鸡内金6克 砂仁3克 佩兰3克，7剂 水煎服 每日一剂 早晚分服。

用药分析：清半夏、干姜、黄连、黄芩、大枣、炙甘草、人参、茯苓、炒白术，上药共煎，温补中焦元气。焦山楂、焦神曲、焦麦芽、陈皮、炒鸡内金、砂仁、佩兰，芳香化湿，消积化痰。

针法：

（1）调气针法：关元穴合阳开阴，温灸，每周治疗一次。

医嘱：忌食生冷、辛辣、肉食海鲜。

2.二诊

主诉：全身无力明显好转，胃不适好转，已可进食。

舌诊：淡白舌，薄白苔。

面诊：面色苍白明显好转。

脉诊：右脉空无力明显好转，脉体紧张度较前高，右关中层濡、浊、粘减轻，脉中已有生气共振。

按诊：胃切除刀口处痛不适好转。

热成像断层扫描分析：中、下焦能量以及四肢能量明显增高。

中药处方：在原方基础上加黑顺片9克，7剂　水煎服　每日一剂　早晚分服。

用药分析：加强温补脾阳。

针法：治疗不变，每周治疗一次。

3.三诊

主诉：全身气力恢复，胃不适明显好转，已可正常进食。

舌诊：淡红舌，薄白苔。

面诊：面色微有红润之色。

脉诊：右脉充盈，来势和缓，右关中层濡、浊、粘消失。

按诊：胃切除刀口处痛不适明显好转。

热成像断层扫描分析：中、下焦能量以及四肢能量明显增高。

中药处方：上方不变，7剂　水煎服　每日一剂　早晚分服。

针法：治疗不变，每周一次。

4.四诊

主诉：全身无明显不适。

舌诊：淡红舌，薄白苔。

面诊：面色较前红润有光泽。

脉诊：双脉充盈，来势和缓。

按诊：胃部无明显不适。

热成像断层扫描分析：中、下焦能量以及四肢能量明显增高。

中药处方：上方不变，继服7剂巩固　水煎服　每日一剂　早晚分服。

针法：停止治疗。

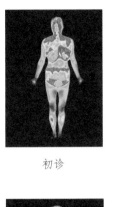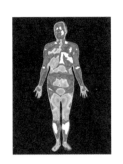

初诊　　　　　　　　　　二诊

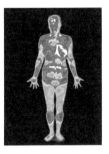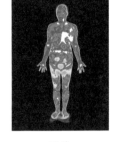

三诊　　　　　　　　　　四诊

病例八：黄疸

姓名：孟某某　**性别**：女　**年龄**：52岁

1.初诊

主诉：黄疸两月。

病史：患者于两月前面部开始发黄，越来越甚，去市医院检查：

肝功能异常升高，黄疸指数明显升高，会诊排除了肝炎可能，核磁检查肝胆未发现明显占位病变和结石。但肝胆管中有不明淤堵，药物治疗不见好转，面部反越来越黄，化验指标越来越高，后到北京某医院看诊，建议切除胆管，患者拒绝，经人介绍来我门诊。有甲亢史，喜好吃油炸肉食。

舌诊： 淡红舌，薄白苔。

面诊： 整面部深黄。

脉诊： 双脉紧张度微高，右脉上大下小，尺及尺下肝层粘、浊甚并有涩、滑、濡之象，出至二层透发不出，右关微空，中层微浊濡，左脉肝层微有浊粘之象，较右脉轻。

按诊： 肝胆区按之酸胀痛不适，人、地层广泛僵硬结节。

热成像断层扫描分析： 中、下焦能量低，痰、瘀甚。

病情分析： 患者喜好吃油炸肉食品，肉生痰粘着于肝胆，沉积入于肝经血分故发病。

治则： 入肝经化痰破瘀，清利肝胆。

中药处方： 牡蛎30克（先煎） 醋乳香6克（先煎） 醋没药6克（先煎） 天花粉30克（先煎） 胆南星9克（先煎） 桃仁9克（先煎） 熟大黄9克（先煎） 茵陈9克（先煎） 生栀子9克（先煎） 白芍9克（先煎） 焦山楂6克 焦神曲6克 焦麦芽6克 茯苓9

克 炒白术9克 大黄（后下）6克，7剂 水煎服 每日一剂 早晚分服。

用药分析：牡蛎、醋乳香、醋没药、天花粉、胆南星、桃仁、熟大黄、茵陈、生栀子、白芍，共煎，入右尺，肝层破瘀化痰，补精津，利胆排黄。大黄（后下），加强去瘀排黄之功。焦山楂、焦神曲、焦麦芽、茯苓、炒白术，入右关，化浊补中。

针法：

（1）调形针法：六合针入腹部肝胆区天、地、人层破化僵硬结节。

（2）调气针法：和一针双太冲穴开阴合阴，关元穴开阴合阳，每周治疗二次。

医嘱：忌食肉食、海鲜、辛辣。

2. 二诊

主诉：黄疸明显好转。

舌诊：淡红舌，薄白苔。

面诊：整面部淡黄。

脉诊：双脉紧张度降低，右脉上大下小，尺及尺下肝层粘、浊甚并有涩、滑、濡之象明显好转，左脉肝层浊、粘之象明显好转。

按诊：肝胆区按之酸胀痛明显减轻，人、地层广泛僵硬结节明显减少。

热成像断层扫描分析： 中、下焦痰、瘀较前减轻。

中药处方： 在原方基础上加鸡内金6克，继服14剂　水煎服　每日一剂　早晚分服。

用药分析： 加强化积利肝胆功效。

针法： 治疗不变，每周治疗二次。

3.三诊

主诉： 黄疸消失。

舌诊： 淡红舌，薄白苔。

面诊： 整面部无黄疸，面色有光泽。

脉诊： 双脉来去和缓，双脉肝层粘、浊、涩、滑、濡之象消失。

按诊： 肝胆区按之无酸胀痛，人、地层未见僵硬结节。

热成像断层扫描分析： 中、下焦痰、瘀较前减轻。

中药处方： 上方不变，继服14剂巩固　水煎服　每日一剂　早晚分服。

针法：停止治疗。

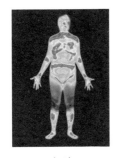
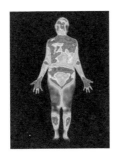
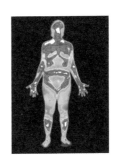

初诊　　　　　　　　二诊　　　　　　　　三诊

病例九：失眠、抑郁

姓名：赵某某　　**性别**：男　　**年龄**：51岁

1.初诊

主诉：失眠六月加重半月余，精神抑郁。

病史：患者难入睡，长期浅睡眠，入睡半小时即醒，近半月不能入睡，精神抑郁，对任何事物不感兴趣，头沉不适。

舌诊：舌质淡红，苔白腻。

面诊：面色乌暗无华，气机郁而不透。

脉诊：右脉大于左脉，双脉气机出多。双脉紧张度低，双脉血之体不足。右寸大于右尺，右关按之空，中层濡、浊、微粘。右尺肝层微浊粘，左脉中、深层空，气机不能向上流通。

按诊：任脉中脘部上下按之酸胀痛不适，天、人层僵便。

热成像断层扫描分析：上、中、下焦能量低，中焦尤甚，有痰、瘀、湿。

病情分析：患者精血不足，中气亏耗，深层气机不能向上流通，阴不出阳，气机不能交合故失眠抑郁。

治则：补益精血，安神补中。

中药处方：清半夏6克（先煎）　干姜6克（先煎）　黄连6克（先煎）　黄芩9克（先煎）　炙甘草9克（先煎）　大枣6个（先煎）　茯苓9克（先煎）　炒白术9克（先煎）　党参9克（先煎）　茯神9克（先煎）　牡蛎15克　白芍9克　熟地黄15克　川芎9克　酸枣仁15克　山萸肉9克　醋乳香6克，14剂　水煎服　每日一剂　早晚分服。

分析：清半夏、干姜、黄连、黄芩、炙甘草、大枣、茯苓、炒白术、党参、茯神，入右关，化痰，补中，安神。牡蛎、醋乳香，入右尺，肝层收潜气机，化痰、瘀，益精津。白芍、熟地黄、川芎、山萸肉，入左脉，补益肝肾，助深层气机向上流通。酸枣仁，填补右寸，除烦安神。

针法：

（1）调形针法：六合针入中脘部疏通天、人层。

（2）形气针法：双太溪直刺合阴合阳，双太冲、双三阴交针尖向上斜刺开阴合阳，关元直刺合阴合阳。每周治疗二次。

医嘱：忌食辛辣，忌饮酒。

2.二诊

失眠明显好转，精神抑郁好转。

舌诊：舌质淡红，苔薄白腻。

面诊：面色较前已光泽。

脉诊：双脉血之体较前明显充盈，右关较前充盈，右脉各层濡、浊、粘明显减轻，左脉中、深层空较前明显好转，气机已能向上流通。

按诊：任脉中脘部上下按之酸胀痛不适消失，天、人层已松软。

热成像断层扫描分析：上、中、下焦痰、瘀、湿减轻。

中药处方：原方基础加制何首乌9克，继服14剂　水煎服　每日一剂　早晚分服。

用药分析：制何首乌补益左脉向上流通，安神补益肝血。

针法：停调形针法，调气针法不变，每周治疗二次。

3.三诊

主诉：失眠消失，睡眠很好，精神抑郁消失，心情舒畅。

舌诊：舌质淡红，苔薄白。

面诊：面色有光泽，气机已透出。

脉诊：双脉充盈和缓，来去冲和。

按诊：任脉中脘部上下松软，按之无酸胀痛不适。

热成像断层扫描分析：上、中、下焦痰、瘀、湿减轻。

中药处方：原方不变，继服14剂巩固　水煎服　每日一剂　早晚分服。

针法：停止治疗。

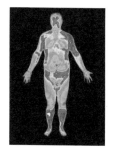　　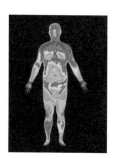　　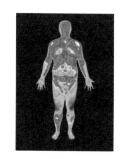

初诊　　　　　　　　　二诊　　　　　　　　　三诊

病例十：身痒

姓名：谢某某　　**性别**：男　　**年龄**：62岁

1.初诊

主诉：患者身痒三年余。

病史：患者三年前遇热身体开始发痒，尤其是身体上部奇痒无比，越挠越痒起红疹，口服各种过敏药无效。在本地医院多次诊治不见效果，后到省医院住院治疗两个月，仍未明确发病原因，治疗无效。三年来患者痛苦不堪，对生活失去信心，经人介绍来我门诊看诊。患者炸油条三十多年。

舌诊：舌质暗红，苔黄厚腻。

面诊：面部暗红，满脸布满红血丝，毛细血管扩张明显。

脉诊：双脉紧张度高，脉体大，上大下小，脉中来势盛，双脉关、尺非常粘、浊，如油泥粘堵在里面，尤以肝层为甚。

按诊：腹部肝胃区天、地、人层僵硬酸胀痛不适。

热成像断层扫描分析：身体上部能量高于下部，中焦痰、瘀重。

病情分析：患者三十多年炸油条，吸闻油烟过多，而且本人又经常吃油条，体内囤积油腻过多，阻塞阳火不能下行。本人气机郁而不透，毒火壅滞在皮表，故遇热奇痒。

治则：潜降相火，破化痰瘀，泻火下行。

中药处方：龙骨30克（先煎） 牡蛎30克（先煎） 生白芍15克（先煎） 天麻9克（先煎） 钩藤9克（先煎） 醋乳香6克（先煎） 醋没药6克（先煎） 桃仁9克（先煎） 熟大黄9克（先煎） 天花粉30克（先煎） 大黄（后下）9克 黄连9克 黄芩9克 通草9克 竹茹15克，7剂 水煎服 每日一剂 早晚分服。

用药分析：龙骨、牡蛎、生白芍、天麻、钩藤、醋乳香、醋没药、桃仁、熟大黄、天花粉，共煎，入双脉，肝层下行，破化痰瘀，潜降相火。大黄（后下）、黄连、黄芩，泻火下行。通草、竹茹，通透上下内外，清除痰火。

针法：

（1）调形针法：六合针入肝胃区天、地、人层疏通淤堵。

（2）调气针法：双解溪、双丘墟直刺地层开阴合阴。每周治疗二次。

医嘱：忌肉食、辛辣。

2.二诊

主诉：患者身痒明显减轻，遇热仍有痒不适，大便粘、次数少。

舌诊：舌质暗红，苔厚腻。

面诊：面部暗红减轻。

脉诊：双脉紧张度高较前降低，脉体大，上大下小，脉中来势盛减弱，双脉关、尺粘、浊，尤以肝层为甚。

按诊：腹部肝胃区天、地、人层僵硬酸胀痛不适均明显好转。

热成像断层扫描分析：中焦痰瘀减少。

中药处方：原方基础加芒硝（后下）9克，继服14剂　水煎服　每日一剂　早晚分服。

用药分析：加芒硝加强攻下通便泻火。

针法：治疗不变，每周治疗二次。

3.三诊

主诉：患者身痒消失，遇热没有不适感，大便次数较前多，每日两次，微稀。

舌诊：舌质暗红，苔微厚腻。

面诊：面部红润，脸部红血丝，毛细血管扩张已消失大半。

脉诊：双脉紧张度高较前降低，脉中来势和缓，双脉关、尺肝肾层微粘浊。

按诊：腹部肝胃区天、地、人层僵硬松软，酸胀痛不适消失。

热成像断层扫描分析：中焦痰、瘀明显减少。

中药处方：上方基础上加大量，大黄（后下）15克，继服14剂巩固　水煎服　每日一剂　早晚分服。

用药分析：大黄（后下）攻下破瘀，加强清泄体内痰、瘀、火毒。

针法：停止治疗。

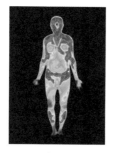　　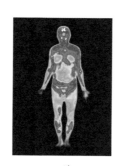　　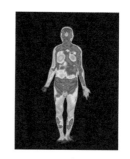

　　初诊　　　　　　　　　二诊　　　　　　　　　三诊

病例十一：不孕

姓名：吴某　**性别**：男　**年龄**：32岁

1.初诊

主诉：婚后三年不孕。

病史：患者性生活无精液射出。从小喜欢吃肉。

舌诊：舌质淡白，苔薄白腻。

面诊：面色白，下部乌暗。

脉诊：右脉体较左脉小，上大下小，脉体紧张度低，右脉关、尺空粘浊，不能上下流通。

按诊：双侧足阳明胃经水道、大巨部按至地、人层有粘硬包块，按之较其他部位明显酸胀痛不适。

热成像断层扫描分析：胸腹部能量低，有痰、瘀。

病情分析：患者自幼吃肉过多，肉生痰，积于中、下焦，元阳不足不能温化，精津不足不能射精。

治则：化痰补中，补益精津

中药处方：清半夏9克（先煎） 干姜9克（先煎） 人参9克（先煎） 炙甘草9克（先煎） 大枣6个（先煎） 黄连6克（先煎） 黄芩9克（先煎） 茯苓9克（先煎） 炒白术9克（先煎） 麦冬9克（先煎） 醋乳香6克 醋没药6克 天花粉30克，14剂 水煎服 每日一剂 早晚分服。

用药分析：清半夏、干姜、人参、炙甘草、大枣、黄连、黄芩、茯苓、炒白术、麦冬，以上诸药先煎，共入右关，化痰补虚。醋乳香、醋没药、天花粉，入右尺，深层化痰、瘀，补精津，流通上下。

针法：

（1）调形针法：六合针破双侧足阳明胃经水道、大巨部的、人层粘硬包块。

（2）调气针法：和一针：任脉关元穴开阴合阴、开阴合阳。每周治疗二次。

医嘱：忌肉食烟酒，勿食生冷。

2.二诊

主诉：患者服完第三付中药已有精液射出。

舌诊：舌质淡白，苔薄白腻。

面诊：面色较前已有光泽。

脉诊：右脉较前明显充盈和缓，关、尺粘、浊明显减轻，脉中已有精津上下流通。

按诊：双侧足阳明胃经水道、大巨部按至地、人层有粘硬包块消失，无酸胀痛不适。

热成像断层扫描分析：胸腹部痰、瘀明显减少。

中药处方：上方不变，继服14剂　水煎服　每日一剂　早晚分服。

针法：停调形针法，调气针法治疗不变，每周治疗二次。

3.三诊

主诉：患者每次性生活均有精液射出，精液量正常，经医院化验精液各项指标正常。

舌诊：舌质淡红，苔薄白。

面诊：面色红润。

脉诊：双脉充盈和缓，来去冲和。

按诊：双侧足阳明胃经水道、大巨部按至地、人层有粘硬包块消失，无酸胀痛不适。

热成像断层扫描分析：胸腹部痰、瘀明显减少。

中药处方：原方不变，继服14剂巩固　水煎服　每日一剂　早晚分服。

针法：停止治疗。

4.四诊

一年以后患者母亲来门诊感谢，已育有一女。

三年后患者母亲打来电话感谢，又育有一子。

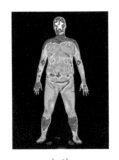 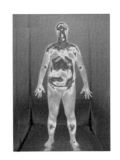 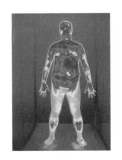

初诊　　　　　　　二诊　　　　　　　三诊

病例十二：月经淋漓不断

姓名：陆某某　**性别：**女　**年龄：**41岁

1.初诊

主诉：月经淋漓不断半年余。

病史：患者新冠后出现月经淋漓不断，中西药物多方医治不止，心率38次/min，胸闷，气短，心悸，睡眠差，血压不稳定，生气时血压210/120毫米汞柱，甲减一年余，子宫肌瘤。经人介绍来我门诊就诊。

舌诊：舌质淡红，深层发暗，苔薄白。

面诊：面色苍白无华。

脉诊：双脉过缘不清，脉体紧张度低，双脉空无来势。

按诊：小腹部天、地、人层弥漫性僵硬结节包块，按之明显酸胀痛不适。

热成像断层扫描分析：能量上盛下虚，中、下焦能量低，痰、瘀重。

病情分析：患者有子宫肌瘤，易激惹出血，新型冠状病毒感染后元气亏虚，不能摄血，故血淋漓不断，经血亏耗，元气大伤，真阴真阳不足故心律过缓，心悸，胸闷。

治则：补益气血，收敛固涩止血。

中药处方：清半夏6克（先煎） 干姜9克（先煎） 人参15克（先煎） 生山药30克（先煎） 黄连6克（先煎） 黄芩9克（先煎） 炙甘草9克（先煎） 大枣6个（先煎） 伏苓9克（先煎） 炒白术9

克（先煎） 熟地30克 川芎9克 生白芍9克 制何首乌15克 大蓟9克 小蓟9克 海螵蛸30克 茜草15克 仙鹤草20克 牡蛎20克 山萸肉9克 五味子9克 乌梅9克 阿胶6克（烊服），7剂 水煎服 每日一剂 早晚分服。

用药分析：清半夏、干姜、人参、生山药、黄连、黄芩、炙甘草、大枣、茯苓、炒白术，上药先煎，入右关，化痰补中，益真阳。熟地、川芎、生白芍、制何首乌，入右脉，补血。阿胶，止血补血。山萸肉、五味子、乌梅，收敛浮散双脉，收摄真阴。真阴真阳共振，气机交感合和，化生精血。

针法：

（1）调形针法：金针温化小腹天、地、人层弥漫性僵硬结节包块。

（2）调气针法：双太冲穴，双太溪穴、关元真刺合阴合阳。每周治疗一次。

医嘱：忌生冷、辛辣。

2.二诊

主诉：月经淋漓明显好转，偶尔仍有出血，心悸胸闷消失，心率已达每分钟70次左右，全身无力明显好转，血压稳定无升高。

舌诊: 舌质淡红,苔薄白。

面诊: 面色已有光泽。

脉诊: 双脉过缘清晰,脉体紧张度不低,双脉较前明显充盈和缓有来势,可上下流通。

按诊: 小腹部天、地、人层弥漫性僵硬结节包块明显减少,按之无明显酸胀痛不适。

热成像断层扫描分析: 中、下焦痰、瘀减轻。

中药处方: 原方不变,继服14剂 水煎服 每日一剂 早晚分服。

针法: 治疗不变,每周治疗二次。

3.三诊

主诉: 月经淋漓消失,无出血,心悸胸闷消失,心率已达每分钟70次左右,全身有力,睡眠好,心情好,血压稳定无升高。

舌诊: 舌质淡红,苔薄白。

面诊: 面色红润有光泽。

脉诊: 双脉和缓充盈,上下流通顺畅,来去冲和。

按诊: 小腹部天、地、人层弥漫性僵硬结节包块消失,按之无酸胀痛不适。

热成像断层扫描分析：中、下焦痰、瘀减轻。

中药处方：原方不变，继服14剂巩固　水煎服　每日一剂　早晚分服。

针法：停止治疗。

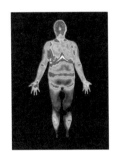　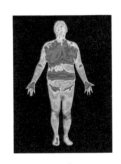　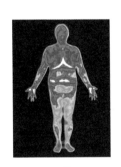

初诊　　　　　　　　　二诊　　　　　　　　　三诊

病例十三：躁狂症

姓名：支某　**性别：**男　**年龄：**40岁

1.初诊

主诉：间歇性躁狂精神紊乱十五年，加重持续一年余。

病史：患者于十五年前出现间歇性躁狂精神紊乱，多次入精神病院治疗，但未得到控制，近来已呈持续躁狂状态，来我门诊就诊。

舌诊： 舌质暗红，苔薄白。

面诊： 面色乌暗，深层郁红不能透发，面下部暗黑。

脉诊： 双脉来势盛，脉体紧张度高，双脉寸大于尺约3倍。双脉尺及尺下肝、肾、脾层均浊、粘、弦、涩、滑，按之搏指，气机到二层不能透出，右关微空，双脉深层不能向上流通。

按诊： 肝胆区及小腹部天、地、人层广泛弥漫僵硬结节条索。双大腿根内侧肝、肾经循行处僵硬条索，以上各部按之较其他部位明显酸胀痛不适。

热成像断层扫描分析： 肝区及小腹部痰、瘀盛，小腹深层火势旺。

病情分析： 患者中、下焦深层痰湿、瘀血盛与相火搏结，相火浮越，上扰神明。

治则： 破化下焦痰、瘀、潜降相火，补益阴津，透发解郁。

中药处方： 龟板15克（先煎） 鳖甲15克（先煎） 桃仁9克（先煎） 熟大黄9克（先煎） 醋乳香9克（先煎） 醋没药9克（先煎） 清半夏9克（先煎） 胆南星9克（先煎） 天花粉20（先煎） 牡丹皮9克（先煎） 赤芍9克（先煎） 白芍9克（先煎） 茯苓9克 炒白术9克 茯神9克 葛根9克 川芎9克 合欢皮15克 通草9克 丝瓜络9克 红花9克，14剂 水煎服 每日一剂 早晚分服。

用药分析：龟板、鳖甲、桃仁、熟大黄、醋乳香、醋没药、清半夏、胆南星、天花粉、牡丹皮、赤芍、白芍，共煎，入双脉，下行破化痰、瘀，潜降相火，补益阴津。茯苓、炒白术、茯神，入右关，补中安神。葛根、川芎、合欢皮、通草、丝瓜络、红花，升腾双脉，透发解郁。真阳真阴共振交感，混元和一。

针法：

（1）调形针法：金针温破小腹及大腿根部天、地、人层淤堵。

（2）调气针法：和一针双太冲、三阴交向上斜刺、双太溪直刺、双丘墟地层直刺，行开阴合阴手法。每周治疗二次。

医嘱：忌辛辣、酒肉，勿熬夜。

2.二诊

主诉：躁狂明显好转，较以前明显清醒理智。

舌诊：舌质淡红，苔薄白。

面诊：面色乌暗明显好转，已微有光泽。

脉诊：双脉来势较前明显舒缓，脉体紧张度降低，双脉尺及尺下肝肾脾层浊、粘、弦、涩、滑明显减轻，气机已能透发到表。

按诊：肝胆区及小腹部天、地、人层广泛弥漫僵硬结节条索明显减少，双大腿根内侧肝肾经循行处僵硬条索已松软，以上各部按之无明显酸胀痛不适。

热成像断层扫描分析： 肝区及小腹部痰、瘀减少。

中药处方： 原方不变，继服14剂　水煎服　每日一剂　早晚分服。

针法： 治疗不变，每周治疗二次。

3. 三诊

主诉： 无躁狂出现，精神清醒。

舌诊： 舌质淡红，苔薄白。

面诊： 面色有红润光泽。

脉诊： 双脉舒缓，脉体紧张度降低，双脉尺及尺下肝、肾、脾层浊、粘、弦、涩、滑明显减轻，气机已能透发到表。

按诊： 肝胆区及小腹部天、地、人层广泛弥漫僵硬结节条索已松软，双大腿根内侧肝肾经循行处僵硬条索已松软，以上各部按之无明显酸胀痛不适。

热成像断层扫描分析： 肝区及小腹部痰、瘀减少。

中药处方： 原方不变，继服28剂巩固疗效　水煎服　每日一

剂　早晚分服。

　　针法：停止治疗。

　　4.四诊

　　四年后电话回访，躁狂再无发作。

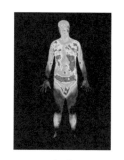　　　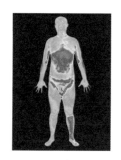　　　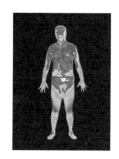

　　　　初诊　　　　　　　　　　二诊　　　　　　　　　　三诊

病例十四：双膝冷痛

　　姓名：钱某某　　**性别**：女　　**年龄**：57岁

　　1.初诊

　　主诉：双膝痛不适五年余，右侧重，畏寒，偶心悸。

病史：患者五年前因受寒出现双膝痛不适，右膝较重，畏寒，遇冷时偶心悸。

舌诊：淡白舌，白厚腻苔。

面诊：面部乌暗，双眼圈发黑。

脉诊：双脉边缘不清，双脉中空无力，尤以右关甚，关中层濡、浊，左脉中、深层空、无力。

运动体诊：左腿屈膝、右腿屈膝、左腿伸膝、右腿伸膝均痛。

按诊：双腿内外膝眼部、犊鼻部按之痛不适僵硬条索。小腹关元部四周僵硬结节痛不适感。

热成像断层扫描分析：小腹部能量低，痰、瘀壅阻，双腿能量低。

病情分析：患者体虚，下焦痰、湿，阳气不足，故畏寒膝痛。

治则：温阳化湿，益气补血。

中药处方：黑顺片15克（先煎） 桂枝15克（先煎） 清半夏6克（先煎） 干姜9克（先煎） 黄连6克（先煎） 黄芩9克（先煎） 炙甘草9克（先煎） 大枣6个（先煎） 茯苓9克（先煎） 炒白术9克（先煎） 五味子9克（先煎） 熟地20克 白芍9克 川芎9克 杜仲15克 牛膝15克 桑寄生15克 山萸肉9克，7剂 水煎服 每日一剂 早晚分服。

用药分析：黑顺片、桂枝、清半夏、干姜、黄连、黄芩、炙甘草、大枣、茯苓、炒白术、五味子，入右脉中、深层，先煎，温阳化湿、补益元阳。熟地、白芍、川芎、杜仲、牛膝、桑寄生、山萸肉，入左脉，补肝肾。

针法：

（1）调形针法：六合针温通双腿内外膝眼部、犊鼻部僵硬条索、小腹关元部四周僵硬结节。

（2）调气针法：关元穴合阳开阴。每周治疗二次。

医嘱：忌食生冷。

2.二诊

主诉：患者双膝痛畏寒不适明显好转，无心悸。

舌诊：淡白舌，苔薄白。

面诊：面部乌暗较前明显好转，已有光泽。

脉诊：双脉体较前明显充盈和缓。

运动体诊：左腿屈膝、右腿屈膝、左腿伸膝、右腿伸膝痛感消失。

按诊：双腿内外膝眼部、犊鼻部痛不适消失，僵硬条索松软。小腹关元部四周僵硬结节松软，无痛不适感。

热成像断层扫描分析：小腹部以及双腿能量增高。

中药处方：原方不变，继服14剂　水煎服　每日一剂　早晚分服。

针法：停调形针法，调气针法不变，每周治疗二次。

3.三诊

主诉：患者双膝痛畏寒消失，无心悸。

舌诊：淡红舌，苔薄白。

面诊：面色红润有光泽。

脉诊：双脉体较前明显充盈和缓，来去冲和。

运动体诊：左腿屈膝、右腿屈膝、左腿伸膝、右腿伸膝无不适感。

按诊：双腿内外膝眼部、犊鼻部无痛不适，僵硬条索松软。小腹关元部四周僵硬结节松软，按之无不适。

热成像断层扫描分析：小腹部以及双腿能量增高。

中药处方：原方不变，继服14剂巩固　水煎服　每日一剂　早晚分服。

针法：停止治疗。

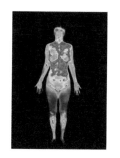
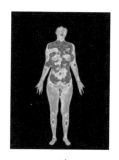
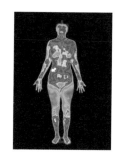

初诊　　　　　　　　二诊　　　　　　　　三诊

病例十五：胎停育

姓名：康某某　　**性别**：女　　**年龄**：34岁

1.初诊

主诉：胎停　孕6次

病史：患者结婚12年，每次怀孕2个月即胎停，连续堕胎6个，多处中西医治疗无效，经人介绍来我处就诊。患者婚前有3次人流史。

舌诊：舌质淡白微青，苔薄白，舌后部尤其。

面诊：面色乌黑，下部尤甚，无光泽，双面颊中后部黑暗。

脉诊：双脉边缘不清晰，右关空无来势，右脉尺及尺下从表层到深层粘、浊、濡、左脉深层按之空。

按诊：腹部及小腹天、地、人层广泛僵硬结节、条索，按之酸胀痛不适。

热成像断层扫描分析：中焦、下焦、能量低，痰湿、瘀血甚。

病情分析：患者平素寒湿体质，婚前人为流产三次更加体虚，中、下焦虚寒，阳气不足不能温化寒痰湿，积久阻滞经脉以致胞宫不能孕育生机。

治则：温化痰湿，益气补血。

中药处方：制附子15克（先煎） 桂枝15克（先煎） 干姜9克（先煎） 清半夏9克（先煎） 人参15克（先煎） 炙甘草9克（先煎） 大枣9克（先煎） 黄连6克（先煎） 黄芩9克（先煎） 茯苓9克（先煎） 炒白术9克（先煎） 生山药30克（先煎） 五味子9克（先煎） 当归20克 醋乳香6克 醋没药6克 胆南星9克 天花粉15克 熟地15克 制何首乌9克 白芍9克 川芎9克 山萸肉9克 14剂 水煎服 每日一剂 早晚分服。

用药分析：制附子、桂枝、干姜、半夏、人参、炙甘草、大枣、黄连、黄芩、茯苓、炒白术、生山药、五味子上药共煎入右脉关、尺温化痰湿、补益阳气，当归、乳香、没药、胆南星、天花粉 入右尺深层化痰破瘀、流通气血精津，熟地、制何首乌、白芍、川芎、山萸肉 入左脉补益肝血肾精。

针法：

（1）调形针法：金针并六合针入腹及小腹天、地、人层温化疏通。

（2）调气针法：和一针双太冲穴、双太溪穴开阴合阳。每周治疗二次。

医嘱：忌生冷、辛辣、肉类、海鲜。

2.二诊

主诉：患者感觉身体轻松，睡眠、大便都有明显改善。

舌诊：舌质淡白，苔薄白。

面诊：面色已微有光泽。

脉诊：双脉边缘清晰，右关充实有来势，右脉尺及尺下深层粘、浊、濡明显减轻、左脉深层较前明显充盈。

按诊：腹部及小腹天、地、人层 广泛僵硬结节、条索明显减少，按之无酸胀痛不适。

热成像断层扫描分析：中焦、下焦痰湿、瘀血减少。

中药处方：原方基础加　桃仁9克　熟大黄9克，14剂　水煎服　每日一剂　早晚分服。

用药分析：桃仁、熟大黄入右脉深层，加强破血化瘀。

针法：治疗不变，每周治疗二次。

3.三诊

主诉：患者感觉身体轻松，无任何不适。

舌诊：舌质淡红，苔薄白。

面诊：面色已有光泽，乌暗黑较前明显好转。

脉诊：双脉边缘清晰，双脉和缓充盈。

按诊：腹部及小腹天、地、人层广泛僵硬结节、条索消失，按之无酸胀痛不适。

热成像断层扫描分析：中焦、下焦瘀湿、瘀血减少。

中药处方：上诊处方不变，继服14剂　水煎服　每日一剂　早晚分服。

针法：停调形针法，调气针法不变，每周治疗二次。

4.四诊

主诉：患者觉全身轻松无不适，本次来月经排出很多黑血块及黏性分泌物。

舌诊：舌质淡红，苔薄白。

面诊：面色有光泽，乌暗黑较前明显好转。

脉诊：双脉边缘清晰，双脉和缓充盈。

按诊：腹部及小腹天、地、人层广泛僵硬结节、条索消失，按之无酸胀痛不适。

热成像断层扫描分析：中焦、下焦瘀湿、瘀血减少。

中药处方：上方不变，继服21剂巩固　水煎服　每日一剂　早晚分服。

针法：停止治疗。

5.五诊

一年半后患者打来电话，已生有一子。

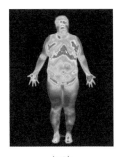 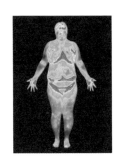

初诊   二诊

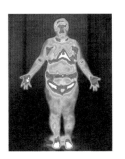 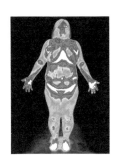

三诊   四诊

病例十六：胃胀痛

姓名：冯某某　　**性别**：女　　**年龄**：26岁

1.初诊

主诉：胃不适3年余。

病史：患者3年前因食生冷出现胃不适，痛、胀、堵感，食欲缺乏、便秘，服药治疗后时好时坏，经常发作，近两月加重，经人介绍来我部就诊。

舌诊：舌质淡白，苔薄白。

面诊：面色淡白，鼻四周尤甚。

脉诊：右脉较左脉无力，右关空，中层濡、浊、粘、弦、涩。

按诊：任脉中脘部上下天、人层僵硬，按之酸胀痛不适。

热成像断层扫描分析：中、下焦能量低，寒、湿淤堵，中焦甚。

病情分析：患者平素脾胃较弱，又食生冷导致脾胃寒、湿、瘀阻。

治则：温补脾胃，消积化食。

中药处方：清半夏6克　干姜9克　黑顺片9克　黄连6克　黄芩9克　炙甘草9克　大枣6个　茯苓9克　炒白术9克　党参9克　焦山楂6克　焦麦芽6克　焦神曲6克　炒鸡内金9克，7剂　水煎服　每日一剂　早晚分服。

用药分析：诸药入右关，温补脾胃，消积化食。

针法：

（1）调形针法：六合针入任脉中脘部天、人层疏通。

（2）调气针法：任脉关元穴开阴合阳并温灸。每周治疗一次。

医嘱：忌食生冷、辛辣。

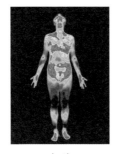 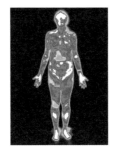

初诊　　　　　　　　　　　二诊

2.二诊

主诉：胃不适，痛、胀、堵感均消失，食欲缺乏、便秘均好转。

舌诊：舌质淡红，苔薄白。

面诊：面色红白相间。

脉诊：右关较前明显充盈，濡、浊、粘、弦、涩明显减轻。

按诊：任脉中脘部上下天、人层松软，按之无酸胀痛不适。

热成像断层扫描分析：中、下焦寒、湿淤堵减轻。

中药处方：原方不变，继服14剂巩固　水煎服　每日一剂　早晚分服。

针法：停止治疗。

病例十七：月经量少

姓名：王某某　**性别**：女　**年龄**：39岁

1.初诊

主诉：月经量少三年余。

病史：患者近三年来月经量越来越少，经期只有1～2天，经量似有非有，色黑，稀水样，经期乳腺胀痛。睡眠差，畏寒，大便黏腻，3～4天一次。

舌诊：舌淡白，白腻苔。

面诊：面部乌暗，无光泽满面乌斑，尤以两颧部多，气机郁而不透。

脉诊：双脉紧张度低，右脉寸大于尺3倍，右关空，中层有弦、涩、濡、浊之象，右尺及尺下弦、涩、细、敛不开，脉中气机出多，到三层不能透发，气血之体不足，左脉较右脉共振差，来势差，左脉整体空无力，不能流通。

按诊：中、下焦天、地、人层广泛弥漫僵硬结节，以上各部按之较其他部位明显酸胀痛不适。

热成像断层扫描分析：下肢能量极低，中、下焦能量低，痰、湿、瘀血重。

病情分析：患者寒、湿重，阳气不足，气血亏虚故经量少。

治则：温阳补虚，补益气血。

中药处方：半夏6克（先煎）　干姜9克（先煎）　人参15克（先煎）　黑顺片15克（先煎）　桂枝15克（先煎）　大枣6个（先煎）　黄连6克（先煎）　黄芩9克（先煎）　茯苓9克（先煎）　炒白术9克（先煎）　麦冬9克（先煎）　茯神9克（先煎）　当归30克　天花粉20克　熟地30克　制何首乌15克　白芍9克　川芎9克　鹿角胶6克（烊服）　山萸肉9克，14剂　水煎服　每日一剂　早晚分服。

用药分析：半夏、干姜、人参、黑顺片、桂枝、大枣、黄连、黄芩、茯苓、炒白术、麦冬、茯神共煎，入右脉，补益中焦元阳。当归、天花粉，入右尺，补血益津。熟地、制何首乌、白芍、川芎、鹿角胶、山萸肉，入左脉，补血升阳。

针法：

（1）调形针法：六和针疏通中、下焦天、地、人层僵硬结节瘀阻。

（2）调气针法：双太冲、双太溪、关元直刺，合阳合阴，关元直刺温灸。每周治疗二次。

医嘱：忌食生冷、辛辣。

2.二诊

主诉：服至第十剂药，患者月经已来，经量较以前明显增多，先出黑块，后见红色鲜血。

舌诊：舌淡红，薄白苔。

面诊：面部较前稍有光泽。

脉诊：双脉中气血之体明显较前充盈，尺及尺下弦、涩、细、敛明显较前好转，左脉已可共振。

按诊：中、下焦天、地、人层广泛弥漫僵硬结节明显减少，以上各部按之无明显酸胀痛不适。

热成像断层扫描分析：下肢、中、下焦能量较前增高，痰、湿、瘀血减轻。

中药处方：原方不变，继服14剂　水煎服　每日一剂　早晚分服

针法：治疗不变，每周治疗一次。

3.三诊

主诉：患者觉身体轻松，睡眠质量明显提高。

舌诊：舌淡红，薄白苔。

面诊：面部较前有光泽。

脉诊：双脉中气血之体明显较前充盈，尺及尺下充盈和缓，双脉共振好。

按诊：中、下焦天、地、人层广泛弥漫僵硬结节不明显，以上各部按之无明显酸胀痛不适。

热成像断层扫描分析：下肢、中、下焦能量较前增高，痰、湿、瘀血减轻。

中药处方：原方不变，继服14剂巩固　水煎服　每日一剂　早晚分服。

针法：停止治疗。

4.四诊

六月后电话回访，患者每次月经量都很正常，月经周期正常，经期5天左右，经量再无过少情况。

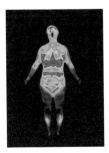 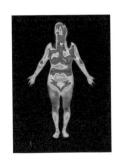 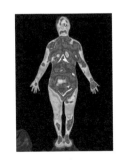

初诊　　　　　　　　二诊　　　　　　　　三诊

病例十八：颈椎病、头晕

姓名：武某某　　**性别：**女　**年龄：**41岁

1.初诊

主诉：头肩颈不适一年余，头晕，血压高。

病史：患者一年前出现头颈肩不适，并伴头晕，血压升高，时轻时重，按摩后缓解，但复又发作，经人介绍来我门诊就诊。

舌诊：舌质淡白，苔薄白腻。

面诊：面色发暗。

脉诊：右脉大于左脉，右关空中层濡、浊，右尺深层微濡、浊，左脉小于右脉一倍，脉体弦紧，脉中火势盛，气机到二层不能透发。

运动体诊：低头屈颈、后仰伸颈、头颈右侧屈、头颈右外侧旋转颈部均痛。

按诊：颈后大椎部左侧，左侧风池、天柱、肩井、肩中俞、肩贞，秉风、天宗各部天、人层均按之酸胀痛不适，且有僵硬条索结节。

热成像断层扫描分析：左颈肩部能量低。

病情分析： 患者气机失衡，中气不足，肝经瘀滞不透，气机不能流转交合，故头晕血压高，经脉淤堵故颈痛。

治则： 补益中焦，疏肝解郁。

中药处方： 清半夏6克（先煎）　干姜6克（先煎）　人参10克（先煎）　黄连6克（先煎）　黄芩9克（先煎）　炙甘草9克（先煎）　大枣6个（先煎）　茯苓9克（先煎）　炒白术9克（先煎）　麦冬9克（先煎）　香附9克　柴胡6克　丝瓜络9克　红花6克　川芎9克　白芍9克　夏枯草9克，7剂　水煎服　每日一剂　早晚分服。

用药分析： 清半夏、干姜、人参、黄连、黄芩、炙甘草、大枣、茯苓、炒白术、麦冬，诸药先煎，入右关，补益中焦，固护元气。香附、柴胡、丝瓜络、红花、川芎、白芍、夏枯草，入左脉肝经，疏肝解郁，透发气机。

针法：

（1）调形针法：六合针疏通颈后大椎部左侧，左侧风池、天柱、肩井、肩中俞、肩贞，秉风、天宗各部天、人层僵硬条索结节。

（2）调气针法：关元直刺合阳开阴，左太冲穴针向上透刺开阴开阳。

医嘱： 忌生冷、辛辣。

2.二诊

主诉：头肩颈不适感完全消失，头晕缓解，血压稳定。

舌诊：舌质淡白，苔薄白。

面诊：面色较前明润。

脉诊：右关、尺深层脉气冲和舒缓，左脉脉体弦紧较前明显好转，脉中火势较前弱，气机已能透发。

运动体诊：低头屈颈、后仰伸颈、头颈右侧屈、头颈右外侧旋转颈部无不适。

按诊：颈后大椎部左侧，左侧风池、天柱、肩井、肩中俞、肩贞、秉风、天宗各部天、人层均按之无酸胀痛不适，僵硬条索结节松软。

热成像断层扫描分析：左颈肩部能量较前明显升高。

中药处方：原方不变，继服7剂　水煎服　每日一剂　早晚分服。

针法：治疗不变，每周治疗一次。

3.三诊

主诉：头肩颈不适感完全消失，无头晕，血压稳定。

舌诊：舌质淡红，苔薄白。

面诊：面色明润。

脉诊：双脉气机舒缓。

运动体诊：低头屈颈、后仰伸颈、头颈右侧屈、头颈右外侧旋转颈部无不适。

按诊：颈后大椎部左侧，左侧风池、天柱、肩井、肩中俞、肩贞、秉风、天宗各部天、人层均按之无酸胀痛不适，僵硬条索结节松软。

热成像断层扫描分析：左颈肩部能量较前明显升高。

中药处方：原方不变，继服7剂巩固　水煎服　每日一剂　早晚分服。

针法：停止治疗。

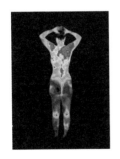 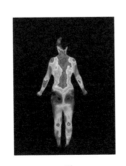 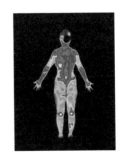

初诊　　　　　　　　二诊　　　　　　　　三诊

病例十九：偏头痛

姓名：于某某　**性别**：女　**年龄**：48岁

1.初诊

主诉：右偏头痛3年余，加重1月。

病史：患者于三年前因生气出现右侧偏头痛，后时常发病。一月前因吃辛辣过多病情加重，经中西医治疗无效，经人介绍来我门诊就诊。

舌诊：舌质暗红，薄白苔。

面诊：面斑重，面色暗，下部甚。

脉诊：双脉来势盛，脉体紧张度高，右尺深层濡、浊、粘、滑、弦、涩。

运动体诊：后仰伸颈、头颈左侧屈、头颈左外侧旋转均二度不适。

按诊：颈大椎部右侧、右风池部，头维部天、人层瘀阻酸胀痛不适，小腹中极部条索结节并有酸痛不适感。

热成像断层扫描分析：中、下焦能量低，痰、湿、瘀阻。

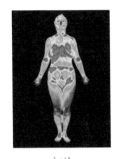
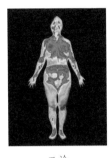
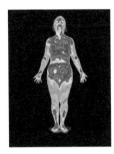

初诊　　　　　　　　　二诊　　　　　　　　　三诊

病情分析：患者下焦痰、湿、淤堵，相火浮越，颈头部经络淤堵，气机不能透发，食辛辣激惹故头痛。

治则：破化痰瘀、潜降相火。

中药处方：天麻9克（先煎）　钩藤9克（先煎）　龙骨30克（先煎）　白芍9克（先煎）　牡蛎30克（先煎）　乳香6克（先煎）　没药6克（先煎）　桃仁9克（先煎）　熟大黄9克（先煎）　胆南星6克（先煎）　天花粉20克（先煎）　清半夏6克（先煎）　通草6克　竹茹15克　瓜络9克　红花9克　7剂　水煎服　每天一剂　早晚分服。

用药分析：天麻、钩藤、龙骨、白芍、牡蛎、乳香、没药、桃仁、熟大黄、胆南星、天花粉、清半夏上药共煎潜肝阳破痰瘀，入双脉肝经下行，通草、竹茹丝、瓜络、红花升透双脉，诸药共用使气机通透内外，混元和一。

针法：

（1）调形针法：六合针疏通大椎部、右风池部、头维部，中极部天人层淤堵。

（2）调气针法：双丘墟穴直刺地层合阴开阳。每周治疗一次。

医嘱：忌食辛辣鱼肉，情绪勿过于激动，勿熬夜。

2.二诊

主诉：右偏头痛已消失。

舌诊：舌质淡红，薄白苔。

面诊：面色较前有光泽。

脉诊：双脉来势较前明显平和，脉体紧张度降低，右尺深层濡、浊、粘、滑、弦涩明显减轻。

运动体诊：后仰伸颈、头颈左侧屈、头颈左外侧旋转均无不适。

按诊：颈大椎部右侧、右风池部，头维部天、人层瘀阻变松软，无酸胀痛不适，小腹中极部条索结节减少，无酸痛不适感。

热成像断层扫描分析：中、下焦痰、湿、瘀阻减少。

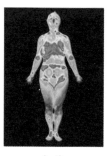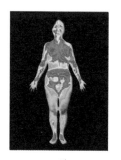

初诊　　　　　　　二诊

中药处方：原方不变，继服7剂　水煎服　每日一剂　早晚分服。

针法：治疗不变，每周一次。

3.三诊

主诉：右偏头痛无发作。

舌诊：舌质淡红，薄白苔面诊。

脉诊：双脉来势较前明显平和，来去冲和舒缓。

运动体诊：后仰伸颈、头颈左侧屈、头颈左外侧旋转均无不适。

按诊：颈大椎部右侧、右风池部，头维部天、人层松软，无酸胀痛不适，小腹中极部条索结节减少，无酸痛不适感。

热成像断层扫描分析：中、下焦痰、湿、瘀阻减少。

中药处方：原方不变，继服7剂巩固　水煎服　每日一剂　早晚分服。

针法：停止治疗。

病例二十：腰椎间盘突出症

姓名：孔某　**性别**：女　**年龄**：68岁

1.初诊

主诉：腰不适，双腿及足心麻木一年余。

病史：患者一年前出现右腰不适，双腿及足心麻木，右侧较重，医院CT诊断"腰4-5、腰5-骶1间盘突出，椎管狭窄压迫硬膜囊"。

舌诊：淡红舌薄白苔。

面诊：面色暗红。

脉诊：双脉气机浮越，来势盛之极，双脉紧张度高，双尺肝肾层粘、浊、弦、涩、滑。

运动体诊：身体后仰、身体右侧屈右腰髂后上棘内侧缘及大腿后侧痛。

按诊：腰右侧足太阳膀胱经与髂上缘相交处，深层酸、胀、痛不适僵硬，环跳部周围、殷门部、承扶部、承山部均明显酸、胀、痛不适。周围僵硬条索。

热成像断层扫描分析： 双腿下部能量低。

病情分析： 患者气机上盛下虚，下肢经脉痰、瘀阻塞。

治则： 潜降气机，破化下焦痰、瘀，疏经通络。

中药处方： 龙骨30克（先煎） 牡蛎30克（先煎） 醋龟甲15克（先煎） 醋鳖甲15克（先煎） 天麻9克（先煎） 白芍9克 钩藤9克 牛膝15克 醋乳香6克 醋没药6克 胆南星9克 桃仁9克 熟大黄9克 天花粉20克 竹茹15克，7剂 水煎服 每日一剂 早晚分服。

用药分析： 龙骨、牡蛎、醋龟甲、醋鳖甲、天麻，共煎，入经脉深层。引白芍、钩藤、牛膝、醋乳香、醋没药、胆南星、桃仁、熟大黄、天花粉、竹茹，化痰破瘀，疏通经络。

针法：

（1）调形针法：金针配合六合针入腰右侧竖脊深层，环跳部周围、殷门部、承扶部、承山部天、地、人层温通共振。

（2）调气针法：双丘墟直刺开阴合阳。每周治疗二次。

医嘱： 忌辛辣。

2.二诊

主诉： 腰不适，双腿及足心麻木明显好转，仍微微有些麻木。

舌诊：淡红舌薄白苔。

面诊：面色微红。

脉诊：双脉气机浮越明显好转，双脉紧张度降低，双尺肝肾层粘、浊、弦、涩、滑明显减轻。

运动体诊：身体后仰、身体右侧屈右腰髂后上棘内侧缘及大腿后侧痛消失。

按诊：腰右侧足太阳膀胱经与髂上缘相交处，深层酸、胀、痛不适僵硬明显好转，环跳部周围、殷门部、承扶部、承山部均明显酸、胀、痛不适消失。

热成像断层扫描分析：双腿下部能量较前增高。

中药处方：原方不变，继服7剂　水煎服　每日一剂　早晚分服。

针法：治疗不变，每周治疗二次。

3.三诊

主诉：腰已无不适，双腿及足心麻木消失。

舌诊：淡红舌薄白苔。

面诊：面色红润。

脉诊：双脉舒缓冲和。

运动体诊：身体后仰、身体右侧屈右腰髂后上棘内侧缘及大腿后侧痛消失。

按诊：腰右侧足太阳膀胱经与髂上缘相交处，深层酸、胀、痛无不适，无僵硬，环跳部周围、殷门部、承扶部、承山部无酸、胀、痛不适。

热成像断层扫描分析：全身上下能量较前明显均衡。

中药处方：原方不变，继服7剂巩固　水煎服　每日一剂　早晚分服。

针法：停止治疗。

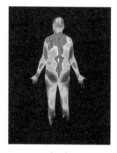
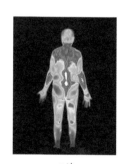
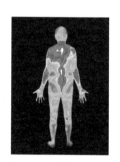

初诊　　　　　　　　二诊　　　　　　　　三诊

附录一

浅谈"腰椎病"的中医辨证论治
（走出诊断的误区）

当患者出现腰不适，并伴有下肢痛、酸、麻、胀、放射等症状，到医院就诊时，医生会要求患者做"CT""核磁"等检查。检查报告结果："腰椎间盘突出、腰椎间盘膨出或者腰椎间盘脱出，压迫硬膜囊、椎管狭窄"等。医生告诉患者："你不适的症状，就是腰椎间盘突出压迫神经根造成的"，建议患者针对腰椎间盘的压迫进行治疗。有的医生干脆直接建议患者进行手术，于是解除腰椎间盘的压迫就成了治疗的方向。很多人因为误诊而做了手术，造成了不必要的创伤。

实际上，"CT"或者"核磁"报告只是"腰椎间盘突出、腰椎间盘膨出、腰椎间盘脱出"，并没有明确诊断"腰不适，并伴有下肢痛、酸、麻、胀、放射"等症状，是因这些腰椎间盘问题压迫而引起的。影像显示的只是腰椎间盘结构上有形的变化，至于这些不适的症状是否因它压迫神经根而引起，影像报告只是参考并没有确定，需要结合患者体征全面分析考虑，最后才能确诊。

运用中医辨证指导临床，对这些"腰椎病"患者进行治疗，绝大多数患者消除了症状，恢复了健康。可是再复查"核磁""CT"，结果和治疗前一样，腰椎间盘压迫仍然存在，并没有改变。

在临床体检观察中发现，很多有腰椎间盘压迫的人没有任何症状。很多腰椎间盘压迫的诊断都是误诊，之所以误诊率高，是因为医生诊断时，忽略了被压迫神经根有自我保护的避让功能。压迫只是表象，它迷惑了诊断者的眼睛，错误的诊断为治疗指引了错误的方向。

中医对"腰椎病"的诊治上显示出了优势，取得了非常好的疗效。中医的辨证理论体系没有被假象迷惑，它透过表面现象看到了本质之象，为治疗指明了方向，让我们的治疗不再迷茫。

下面介绍两个临床病例，与大家分享：

病例一

主诉： 患者刘某，男，41岁，左腰臀及左下肢痛涨麻木，放射刺痛四月余，来我门诊就诊。

病史：患者于四月前因劳累突发腰腿胀痛、放射不适不能行走，到市一院就诊，经"核磁"检查"腰4-5，腰5-骶1，腰椎间盘突出伴膨出，硬膜囊受压"。医生建议手术，患者恐惧拒绝，遂住院保守治疗，给予"激素、利尿、镇静以及舒筋活血药"治疗7天，疼痛稍好转，但仍麻胀、刺痛、放射。理疗康复科医生会诊，每日针灸推拿，病情加重，左下肢麻木加重，转院至北京某医院治疗三周，无明显疗效。医生也建议手术，患者惧怕手术出院回家。每日在家哭闹、怒骂、饮酒，病情更重，抬来就诊。患者既往酗酒、抽烟史，爱吃肉、海鲜，喜熬夜。

面诊：面色绛红，声音高亢。

舌诊：舌质暗红，苔黄厚腻。

脉诊：双脉弦硬，左脉甚，来势盛，滑数，右脉重取至肝、肾层粘、浊、弦有力，举至浅层不能透发，右关重取空浊，有来势，右尺按至深层粘、浊、滑有力，举之不透，尺不升寸。

病情分析：该患者平日酗酒、熬夜，脾气暴躁，相火浮越，肝阳上亢，爱吃肉食，抽烟，痰浊壅盛，入于深层血分，痰浊、瘀血搏结，与相火相搏，燥火烧筋，经脉淤堵故不适。

治则：破除痰、浊、瘀血，潜降相火，滋阴润燥。

1. 初诊

处方：

龟板20克　鳖甲20克　天麻15克　生白芍20克　龙骨30克　牡蛎30克　胆南星15克　醋乳香10克　醋没药10克　清半夏10克　丹皮10克　赤芍10克，以上均先煎，通草15克　竹茹15克　丝瓜络10克　红花10克　麦冬20克　龙胆草10克　黄连10克　薏米30　天花粉30克　柴葛根30克，7剂　水煎服　每日一剂　早晚分服。

用药分析： 方中以龟板、鳖甲、天麻、生白芍、龙骨、牡蛎，滋阴潜阳，入于双脉肝、肾深层，引药直达病所。胆南星、醋乳香、醋没药、清半夏、丹皮、赤芍，破除痰浊、瘀血、潜降相火以利气机运行内外。通草、竹茹、丝瓜络、红花，清热通络，使气机透达内外，以利天道左旋之气机顺畅上行交于右旋，龙胆草、黄连、薏米，入于肝、脾，清利湿热，去除双脉中、深层浊、滑之象。麦冬、天花粉、柴葛根，滋补阴津润燥，填补右脉且引地道右旋气机上行交于左旋，以使整体气机阴升阳降，交感合和，达于阴平阳秘之功。

针法： 双侧委中穴刺络放血。

医嘱： 忌酒肉、海鲜、吸烟，勿熬夜，清淡饮食。

2.二诊

主诉：患者不适症状明显好转，已能自己走来就诊，痛、胀感基本消失，刺痛、麻木明显好转，面色已现红润之色，言语轻微。

舌诊：舌苔较前明显变薄，黄腻消退多半，双脉弦象减弱，脉来去较前平和，按之深层浊、粘、弦、滑有力之象大为好转，双脉上下来去和缓。

治疗：原方不变，继服7剂　水煎服　每日一剂　早晚分服。

3.三诊

主诉：症状已全部消失。

面诊：面色清透。

舌诊：舌淡苔薄。

脉诊：双脉平和。

治疗：原方继服7剂　水煎服　每日一剂　早晚分服。

4.四诊

治愈。

随访三年，未见复发。

病例二

主诉：患者孙某，女，29岁，腰酸痛累，双下肢麻木、畏寒、无力2年，来我门诊就诊。

病史：患者于2年前产后出现上述症状，核磁检查报告，"腰4-5间盘突出，硬膜囊受压"。医生建议手术，患者选择保守治疗。针灸按摩后病情加重，以致大小便排出困难。后经中西药及外用药治疗，大小便排出问题解决，但腰酸、痛、累，双下肢麻木、畏寒时重时轻。严重影响日常生活，已不能工作，对生活失去信心，时常有轻生想法。

面诊：面色黑暗无华，精神萎靡，神色恍惚。

舌诊：舌淡白，舌体薄小。

脉诊：双脉细弱，脉体表层紧张度微高，左脉按之空无力，追之不及，欠来势，左寸、关伏下，右关、尺空弦，按至深层涩，体不足，双脉欠流通，共振差，生气不足。

病情分析：该患者先天禀赋不足，产后气血丢失，引真阳不足，中气亏虚，精血亏耗，不能濡养筋脉，故现上述不适症状。

治则：扶补真阳，补益中气，填充精血。

1.初诊

处方：

黑顺片9克　人参10克　桂枝15克　以上三味先煎，熟地15克　巴戟天10克　菟丝子10克　制何首乌10克　桑寄生10克　杜仲15克　淫洋霍10克　炙甘草15克　当归10克　益智仁10克，7剂　水煎服　每日一剂　早晚分服。

用药分析：方中黑顺片、人参、桂枝，扶补真阳入于双脉深层。熟地、制何首乌、当归，补益肝肾精血入于双尺，流通上下左右。巴戟天、菟丝子、桑寄生、杜仲、淫洋霍、益智仁，补益肾阳，蓬勃双脉。炙甘草，填补右关，补益中气并调和诸药。

医嘱：多饮水。

2.二诊

主诉：患者觉全身畏寒以及腰酸累感好转，双下肢麻木明显减轻，面色微有光泽，行动较前自如。下午仍腰背酸沉，头沉。

舌诊： 舌质淡红。

脉诊： 双脉较前充盈，脉体已变圆润舒缓，左脉重取至骨层空，右关中取微空，尺部不能向寸流通。

处方：

黑顺片9克　人参6克　桂枝9克　上三味先煎，熟地9克　鹿角胶6克（烊）　知母9克　当归9克　川芎9克　炙甘草9克　麦冬9克　茯苓9克　炒白术9克　生山药20克，7剂　水煎服　每日一剂　早晚分服。

用药分析： 方中加入鹿角胶温补肝肾，益精养血，入于左脉深层上行，由尺及寸。川芎，血中气药，入于左脉，助气血上行。知母，滋阴润燥，佐制诸阳药热燥之性，以助气机阴阳合和相交。麦冬、茯苓、炒白术、生山药，入于右关及双脉深层，补益脾、肾，益气滋阴以利整体气机涡旋内外，混元和一。

3.三诊

面色光泽，满面喜悦，言语增多，全身不适症状已去八九，双脉较前平和，微欠充，上方不变，继服7剂　水煎服　每日一剂　早晚分服。

4.四诊

痊愈。

医嘱：晨起散步，夜晚打坐，勿熬夜，少思虑，保持心态平和。随访半年，未见复发。

附录二

浅谈"共振"

在本书中经常会提到"共振"二字，什么是共振呢？共振简单地说就是共同振动。《黄帝内经·至真要大论》曰："寸口主中，人迎主外，两者相应，俱往俱来，若引绳大小齐等"，这里说的"相应，往来，若引绳"的意思，就是牵着绳子的两头，这头一动那头就动，也就是脉中气机上下来去，共同振动的意思。

元气是人体生命活动的根本，元气即胃气，"有胃气则生，无胃气则死"。元气需要不断的化生，人体的气机交感合和的过程就是化生元气的过程。

人体气机的交合需要条件：第一，气机交合运行的通道要畅通。如果痰、湿、瘀血等邪气壅堵脉络，或者脉络闭塞不开，气、血、津、精没有通路相交，就不能共振；第二，化生元气所需的气、血、津、精要充足。脉中气、血、津、精亏弱，或热燥耗伤气、血、精、津，则精、血、津液无气所推，气亦无精、血、津液所载，脉中枯竭则不能共振；第三，要有生气，没有生气就不会共振。生气即活力、生命力、生机，是万物生长发育之气，有生气才会交感化生万物。《难经》云："寸口脉平而死者，生气独绝于内"。

共振程度也分强弱，共振强说明生命力旺盛，共振弱则反之。

附录三

浅谈"相火浮游"

"君火和相火"之说来源于《黄帝内经·素问·天元纪大论篇》，在此篇主要讲述了以阴阳五行学说为基础的五运六气与宇宙万物变化的关系。

经文中明确讲到了"君火以明，相火以位"。君为君上，是国君，主宰神明，必须是明君，相为宰相，必须要坚守本位，恪尽职守。君火为上焦之心火，相火为寄居在下焦的肾火，实际君火和相火是以方位而定的。相火是寄居在下焦肾水中的元阳之火，是真阳，是生命的源动力，与肾水阴阳和合。

当下焦中邪气入侵、痰、湿、瘀血驻扎、邪气占位，就易将相火迫出寄居的本位，影响阴阳和合的状态，气机的聚散交合就会失衡。当遇到情志受激惹、酒辛燥热之品刺激、熬夜等不良习性干扰，相火被激扰游越，就会暴悍酷烈，浮游三焦，躁扰神明，心悸、失眠、情绪烦躁、筋骨疼痛，周身不适等一系列症状均会出现。

历代医家对"相火浮游"论治众说纷纭，治疗多以"滋阴潜降"为原则。但此为治标不治本之法，多为短期疗效，远期疗效较差，甚至会留邪给患者留下很大隐患。

在临床观察中发现，久病之相火不能潜降多为下焦痰、湿、瘀血等邪气困扰，迫相火浮越外出。在望面诊中，面下部暗黑乌邪气寄居，滞涩不透；在脉诊中，双尺脉及尺下深层濡、浊、粘、弦、涩、滑搏结；热成像断层扫描下焦痰、湿、瘀血凝结；按诊小腹各部僵硬、结节、条索、粘连淤堵等。

治疗时如不化除这些困扰的邪气，全身脏腑经络积久易生大病。故治疗首当破化下焦邪气，潜降相火，最后再补益精津。如不破化下焦深层邪气，直接潜降相火、滋阴降火，必留邪，后患无穷。

最后要非常强调一点：相火是人之元阳，是真阳，是人生命的源动力，当潜藏，万勿开散。

附录四

浅谈"先天"与"后天"

所谓"先天"就是宇宙原始的混沌状态，是无形无象的，没有时间和空间的概念。此处所讲先天就是《道德经》中所讲的"无极"状态。

宇宙动而分阴阳，此阴阳为阴阳二气，为气机的聚散运动形式。《道德经》中所讲"道生一，一生二，二生三，三生万物"，此"道"即为"先天"的无极状态，"一"就是"太极"，"无极生太极，太极生两仪，两仪生四象，四象生八卦"，亦为此意。

"太极"是阴阳和合之意，"阴中有阳，阳中有阴，阴得阳和，阳得阴收，阴阳相抱而不离"。"太极"已进入了"后天"状态，为阴阳和合的理想状态，也就是人体气机的"阴平阳秘"状态。

每个人出生时秉当时的气机而生，此气机聚而成形，即为此人所谓的"先天"气机，也就是"先天"体质。因各人所秉气机不同，故身体状态也不同，每种体质均有其优点与缺点。当"后天"生活习惯与习性，地域气候以及各种邪气侵扰时，气机就会出现失衡状态，出现疾病。将失衡气机调归"阴平阳秘"的状态，即为治疗之目的。此"阴平阳秘"即为太极状态。

所谓"修行"法门千千万万，实际就是将人体气机复归于"先天"混沌未分化之"无极"状态。《道德经》中所讲"知其雄，守其雌，为天下谿。为天下谿，常德不离，复归于婴儿。知其白，守其黑，为天下式。为天下式，常德不忒，复归于无极"，此"复归为无极"即为"后天"状态复归"先天"无极状态。

附录五

浅谈"真阴"与"真阳"

宇宙先天混沌无极，动而分阴阳，进入后天太极。此动有能量爆发而引动，爆发之源点即为极点。此极点即为能量最高点，是宇宙万物化生之源。此极点爆发即为"真阳"爆发。宇宙不断地扩大，但不会无限扩大，一定会有一种收摄的力量，将极点爆发之能量重新收归极点。此收摄之力即为"真阴"收摄。

爆发之力即真阳，收摄之力即真阴。爆发、收摄共振，气机阴阳交感和合，混元和一，化生能量，以维持宇宙万物生生不息。此阴阳交感之力即为"真阴""真阳"。

宇宙万物皆由气而构成，精微之气小到无限，已无大小之分。宇宙万物为一，最小即为最大，最大也是最小，万物万事皆为一，已无分别。故"真阴"亦是"真阳"，"真阳"亦是"真阴"。

地球亦为小宇宙，地心深层岩浆如"真阳"爆发，大气层如"真阴"收摄。

人体亦为小宇宙，下焦肾水之中寄居"真阳"，为生命的源动力，皮之收摄即为"真阴"。

脉之尺部深层按之充实搏指至表、入之骨中柔润舒缓，即为"真阳"。脉管紧张度不紧不缓、气机出入均衡，即为"真阴"。

"真阴""真阳"交感，化生元气，维持生命生生不息。

后 记

　　《气形论》是现代中医创新理念和历史医学传承的有机契合。写这本书不是缘于一时灵感，而是在不断地学习积累中，从无数万临床病例中验证总结而来，也得益于中医世家的环境熏陶和秉承。多年来一直想把临床诊治中的这些心得体会整理出来，这个愿望终于实现了。

　　祖父杜秀川（1898—1960），一生济世行医，救人无数，对中医儿科尤为擅长，方圆几百里闻名。民国时期瘟疫连年多发，水痘、麻疹、天花泛滥，因疫病死者甚多，祖父救人无数，济一方百姓危难。县长为表彰祖父救人济世之功，敲锣打鼓送来横匾一块，上面刻字"世德可风"。

　　2008年左右，邢台市南宫有一位八十岁的老大娘来衡水找我看诊，问我可曾认识衡水南街上的杜秀川先生，我说杜秀川先生是我祖父，老大娘很激动说"我这条命是秀川先生救回来的"。老大娘出生三月时因生麻疹气厥，家人以为已死放在簿子上，等待下葬。请祖父看看还有无生还希望。祖父诊完，在其家中的一棵石榴树上顺手摘下石榴花一把，水煎，用管灌入，一剂生还。老大娘家人一直念念不忘些事。我听老大娘讲完，深感自豪，同时为祖父对病机的把握以及气机的把控能力深感震惊，我辈在医技上仍须努力！

"天花"病毒于1961年在中国宣布灭绝，比亚洲早了14年。1980年全世界宣布已彻底消灭"天花"。20世纪80年代初，衡水专区医院（衡水市第一人民医院）发现一例疑似"天花"患者，遂上报，国家和省里都来了专家组，但都不能明确是否"天花"。因我家世代医诊"痘疹、天花"闻名，医院请我父亲杜光沐会诊（父亲杜光沐（1929—2022）、母亲侯少华（1937—2022）为中医世家第六代传承人），父亲进入患者隔离病房，离患者尚有七八米距离，且未见患者时说："此患者不是天花"。看到患者后父亲诊断为一种特发型"水痘"，遂开中药五副，患者愈。后来市专医院组织专家找我父亲学习，他们最为困惑不解的是：为何父亲在未看到患者时，如此果断的确定不是"天花"。父亲讲："天花"有一个非常特别的特点，该病有一种奇特浓浓的味道，会在空气中弥漫，没有见过"天花"的人不可能辨别，会诊进入病房时根本没有闻到这种味道，所以断定此人绝非天花。大家恍然大悟。

医道博深，学海无涯，在临床诊治过程中每天都有新的收获。只有坚持学习，才会不断提高，门诊悬挂的座右铭始终都在鞭策自己"学贵沉潜执简驭繁，医在躬行微中求精"。

参考文献

（1）姚春鹏译注.黄帝内经［M］.北京：中华书局.2015.

（2）李赛美编著，作者：（东汉）张仲景.伤寒论［M］.北京：中国医药科技出版社.2012.

（3）何任，任若苹整理，作者：（东汉）张仲景.金匮要略［M］.北京：人民卫生出版社.2005.

（4）顾观光辑.神农本草经［M］哈尔滨市：哈尔滨出版社.2007.

（5）林培政主编.温病学［M］.北京：中国中医药出版社.2003.

（6）姜洋注译，作者：（春秋）老子.道德经［M］.贵阳：孔学堂书局.2019.

（7）作者：（春秋）扁鹊.难经［M］.北京：中国医药科技出版社.2018.

（8）贾君，郭君双整理，作者：（晋）王叔和.脉经［M］.北京：

人民卫生出版社.2007.

（9）陈辉注译，作者：（明）李时珍.濒湖脉学［M］.北京：学苑出版社.1997.

（10）包来发校注，作者：（明末清初）李中梓.诊家正眼［M］.北京：中国中医药出版社.2008.

（11）作者：（清）周学海.周学海脉学四书［M］.北京：人民军医出版社.2013.

（12）作者：（明）汪宏.望诊遵经［M］.北京：中国医药科技出版社.2016.

（13）楼智勇译者，作者：（明）李时珍.本草纲目［M］.昆明：云南出版社.2011.

（14）黄龙祥整理，作者：（西晋）皇甫谧.针灸甲乙经［M］.北京：人民卫生出版社.2006.

（15）黄龙祥整理，靳贤补辑重编，作者：（明）杨继洲.针灸大成［M］.北京：人民卫生出版社.2006.

（16）张润杰，甄秀彦，朱雅卿著.岐轩脉法［M］.北京：中国中医药出版社.2008.

（17）张润杰，朱雅卿，杜凤雁著.体光中医研究［M］.北京：

中国中医药出版社.2018.

（18）王居易著.经络医学概论［M］.北京：中国中医药出版社.2016.

（19）凌一揆，颜正华主编.中药学第五版［M］.上海：上海科学技术出版社.2006.

（20）邓铁涛，郭振球主编.中医诊断学第五版［M］.上海：上海科技出版社.1991.

（21）许济群，王绵之主编.方剂学［M］.上海：上海科学技术出版社.1985.

（22）邱茂良，张善忱主编.针灸学第五版［M］.上海：上海科学技术出版社.1999.

（23）邵水金主编.实用躯体解剖学［M］.上海：上海科学技术出版社.2006.